食疗+按摩：

宝宝不生病

韩新民 主编

尹东奇 袁海霞 雷爽 副主编

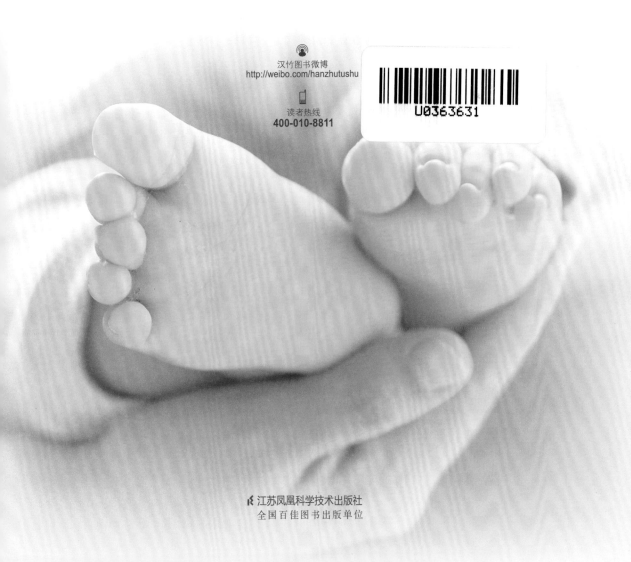

汉竹图书微博
http://weibo.com/hanzhutushu

读者热线
400-010-8811

U0363631

江苏凤凰科学技术出版社
全国百佳图书出版单位

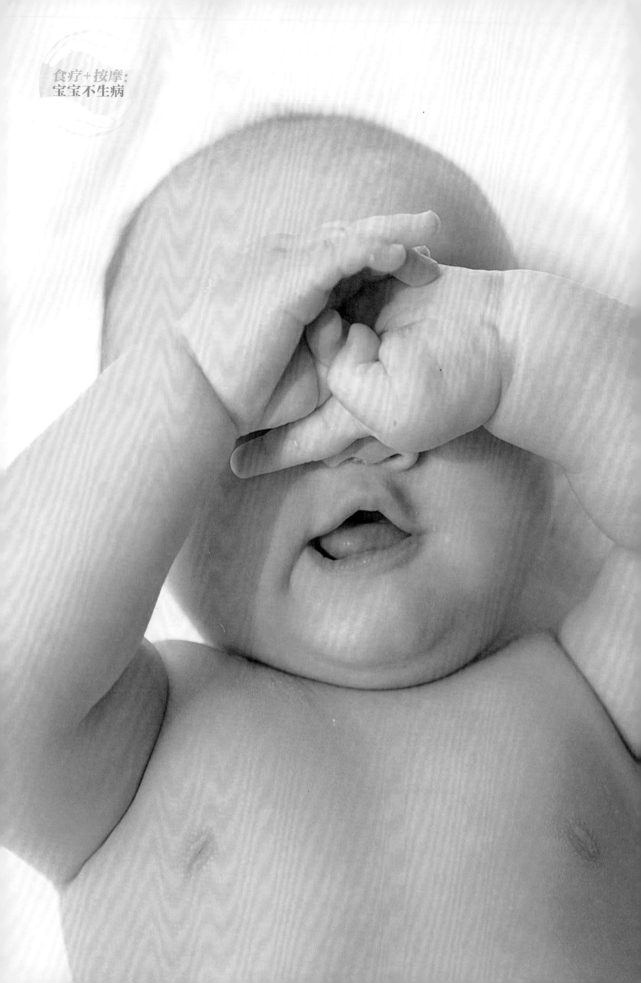

序言

　　尊老爱幼是中华民族的传统美德，随着二孩政策的全面实施，有些家庭中不只有一个宝宝。由于家长专业医疗知识的缺乏，每当孩子身体有所不适时，就变得手足无措，这是中国家庭中常见的情况。是否一见流鼻涕就要去医院？是否发热就要用抗生素？不去医院吧，就怕宝宝病情越来越重，去医院吧，又常是打点滴，这真是进退两难的选择。

　　随着近几年绿色医疗的不断发展，越来越多的人开始相信中医，求助于中医了。有些家长逐渐开始了解中医，尝试用中医药的方法和手段诊治儿童疾病。其实，中医药治疗儿童疾病由来已久，从扁鹊作为第一位儿科医生开始，到宋朝钱乙作为儿科专职医生的出现，再到当今社会，中医儿科服务于广大儿童已有几千年的历史了。传统中医具有"简、便、验、廉"的特点，方法多样，疗效确切，无副作用。专业中医儿科书籍对于没有中医药学基础的家长来说，词语拗口难懂，操作起来困难，传统中药苦涩难吃。

　　在这样的背景下，我们应广大家长的要求和出版社的邀请，组织中医儿科专业的医生编写了本书。这些医生均为中医儿科硕士研究生以上学历，从事中医儿科临床工作，具有较高的专业知识水平和临床工作经验。

　　本书内容涵盖儿童呼吸、消化、泌尿、精神神经、五官、口腔等疾病的知识，就家长们关心的有关问题做了深入浅出的回答。不仅如此，本书还从实际出发，向家长简介疾病的同时，介绍了食疗、推拿的治疗方法。这是一本内容全、看得懂、学得会的科普书。

　　少年强则中国强，希望本书能让家长掌握更多的中医儿科诊疗知识和绿色无毒的治疗方法，能让传统医学更好地为少年儿童服务，让我们的孩子身体越来越好，让我们的家庭越来越快乐，让我们的祖国越来越强大。

韩新民

2016年1月5日于南京

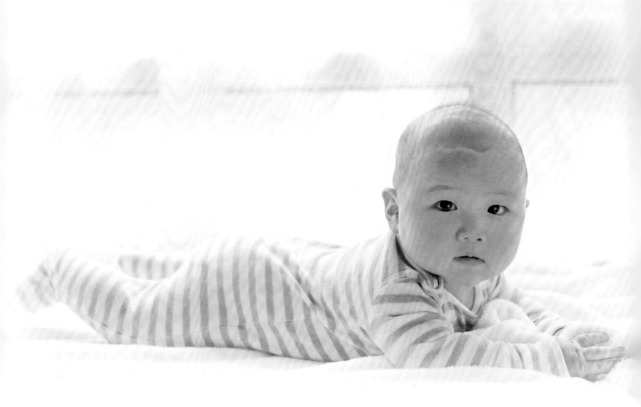

本书小儿推拿符号使用说明

推法	▸▸▸▸▸▸▸▸▸▸▸➤
摩法、运法、旋推法	↻
揉法、点法	●
按法、压法	◉
掐法	▶
捏法、拿法	↑
擦法	▬▬▬

目录

第一章
孩子身体好不好，一看就知道

〔第二章〕
少打针少吃药，让孩子离疾病远远的

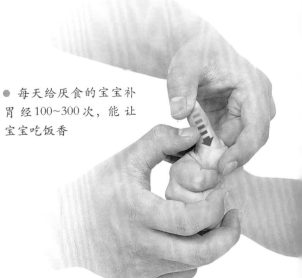

● 每天给厌食的宝宝补胃经100~300次，能让宝宝吃饭香

● 如果室内的温度不高，为了避免宝宝着凉，妈妈可以隔着单衣帮宝宝按摩

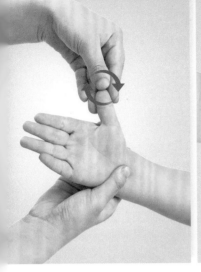

● 补脾经

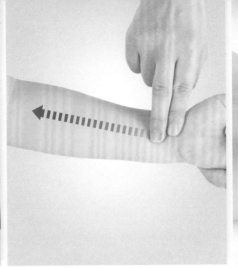

● 清天河水

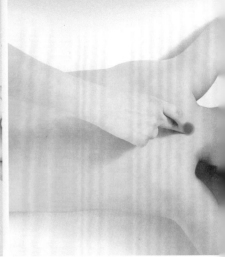

● 按揉大椎

● 躺着按摩时，要选择一个舒适的环境，并让宝宝保持平躺的姿势

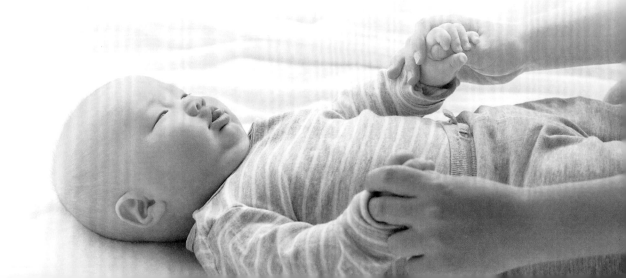

《第三章》
因时定养，顺着四季养孩子

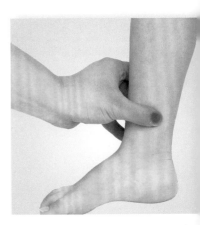

● 春季宜帮宝宝按揉三阴交

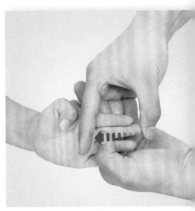

● 夏季宜帮宝宝清心经

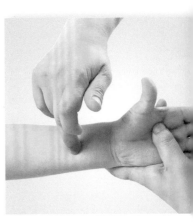

● 秋季宜帮宝宝按揉内关

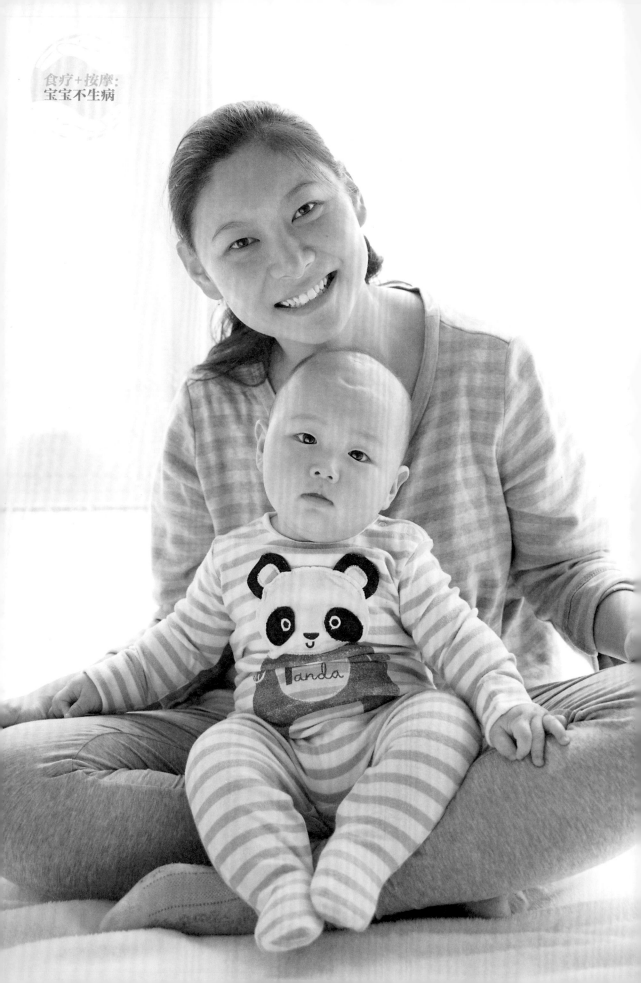

第一章

孩子身体好不好，一看就知道

父母跟孩子接触最多，比医生更容易观察到孩子的变化，收集到他们的身体信息。只要掌握一点中医基础知识，孩子身体好不好，父母在家一看就知道。有的孩子脸色黄，这是脾不好的表现；有的孩子眼圈特别黑，多是过敏体质；有的孩子鼻根青，多说明脾胃差。

除此之外，孩子的舌头、眼睛、头发、耳朵、牙齿，都能非常准确地反映他们的身体状况。只有了解这些，才能更好地呵护他们，让他们远离疾病。

父母是收集孩子健康信息的第一人

父母比谁都了解孩子的体质

父母是孩子最亲近的人，也应该是最了解孩子的人。但在临床中我们发现，很多家长虽然和孩子生活在一起，却不能对孩子的健康情况做出正确的评估。在下面的内容中，我们将介绍一些与孩子健康息息相关的知识。

体质 ＼ 特征	身体特征	面部和皮肤特征	精神特征
健康型	身体结实，体重比同等身高、体型的孩子沉；指甲无坑或白点；发质润泽	面色和嘴唇红润；皮肤润泽；眼神灵活	精力旺盛；声音饱满
寒型	身体和手脚容易冰凉；怕冷	面色苍白	精神萎靡，行动无力，不爱活动
热型	体型壮实；常口干舌燥，口臭，扁桃体易上火发炎	颜面潮红，眼部易出现红血丝	爱发脾气，暴躁；睡觉不踏实
虚型	体型瘦弱	面黄肌瘦，皮肤松弛柔软	少气懒言，不爱活动
湿型	体型多见肥胖	皮肤容易起病变，患荨麻疹、湿疹、脂溢性皮炎等疾病	动作迟缓
过敏型	表现为异体蛋白过敏、气喘、过敏性鼻炎等	容易患异位性皮肤炎	入睡困难，不爱走路，8岁以上的孩子会出现注意力不集中

　　要学会认识孩子的体质，这关系到家长如何按照孩子的体质差异正确喂养和护理，并可帮助家长了解孩子需要的食物与营养，培养孩子健康的生活方式。

　　中医和西医对孩子体质的划分有很多种，目前在临床中比较容易接受的是分为健康、寒、热、虚、湿、过敏6种类型。这6种体质类型的特征见下表：

饮食特征	肠胃和大小便特征	易患疾病和建议
吃饭香	有规律，大便如香蕉状；小便淡黄，清明透亮，无异味	很少生病，抵抗力比较强，即使感冒发热，通过食疗或者平和的中药也能很快恢复
吃饭不主动，吃得不香；喜欢吃温热的食物，吃生冷油腻食物容易腹泻	经常腹泻；大便较健康型体质的宝宝稀软溏烂；尿量多，色淡	因为吸收不好，抵抗力比健康型体质的孩子低
贪吃；不喜欢吃热的食物，喜欢吃较凉的食物	常便秘；尿量少而黄	内热的孩子特别容易外感，外感后高热的机率比较大。内热又分为肺热、胃热、心火肝热等情况
饭量小	大便溏软	多见先天不足或后天失调，所以免疫力很差，夜间容易盗汗，经常感冒。又分为肺卫不足、脾胃不足和先天禀赋不足等情况
食欲旺盛，特别喜欢吃肉、奶油等肥甘厚腻的食物	常常腹鸣，大便溏烂，容易下痢腹泻	痰液分泌较盛，容易咳嗽多痰
易对蛋白、虾、芒果等致敏食物过敏	习惯性便秘	过敏体质虽然不一定会对孩子的生命造成威胁，但却会造成生活上很大的不便。因此，抗过敏成了孩子成长中很重要的课程

别一生病就往医院跑

　　每个孩子都是父母的心头肉，一旦孩子生病，很多父母都会往医院跑，结果本来孩子好好的，反而传染上了感冒；也有一些父母比较大意，比如我们临床上遇见过一些哮喘大发作的孩子，当时孩子已经有心衰的趋势了，但父母还没有意识到问题的严重性。那么如果孩子生病了，父母到底应该怎么做呢？什么时候应该带孩子去医院检查？什么时候又不必着急去医院呢？

孩子生病不要慌

不推荐使用酒精擦浴降温，因为酒精可能会被宝宝娇嫩的皮肤吸收而引起酒精中毒。可选择温水擦浴。一定要让孩子多喝水，也可选择淡一点的果汁，出汗多可以喝口服补液盐。

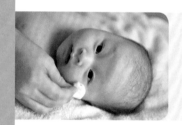

　　从出生直到上小学，每个孩子都要大病小病得几次，这很正常。孩子最容易得一些发热、感冒、咳嗽、气管炎、肺炎、腹泻之类的常见病。突发病毫无疑问都要立刻去医院。对于常见病，只要不发热，在生病初期，都可以在家慢慢治疗，或者去社区医院请医生开一些中成药。父母要细心观察孩子的早期症状，病情严重时一定要去医院。如果孩子发热不超过38.5℃，我们可以一边服退热药，一边在家里用物理方法给孩子降温。如果孩子的体温超过38.5℃，而且反复发热，就应该带孩子去医院。持续的高热会诱发抽搐，虽然一般不会对孩子造成大的伤害，但还是应该由专业的医生进行诊治，防止出现危重症候。孩子腹泻要防止脱水，轻度的腹泻可以到药房买些口服补液盐来喝。

> ❝ 孩子从普通感冒转变为肺炎的速度是很快的，一旦孩子出现咳嗽剧烈，伴有高热、咳痰或者是喘促的情况，一定要到医院诊治，请医生用听诊器听一下。❞

功夫要用在平时

　　医院当然是能不去就不去，这就要求父母做好孩子平常的健康保护工作。饮食很重要，不能由着孩子吃零食和洋快餐。荤素搭配得合理，营养才能均衡。临床上，经常有家长问我，给孩子补身体应该吃点什么？实际上，目前城市儿童一般营养都不匮乏，反而是吃得太油腻了。我们经常说"小儿要想保平安，常耐三分饥与寒"，食物被人体吸收了才叫营养，营养不是一味地喂养和给予就能得到的。就像养花，天天给花施肥，花也受不了的。另外，运动也很重要，很多父母工作比较忙，没有时间陪孩子，所以孩子经常由老人带。老人的精力和体力都有限，导致一些孩子缺乏体育锻炼。这些孩子多是小胖子，看上去胖乎乎的，很可爱，但身体抵抗力不行，一旦天气变化就会生病。所以，年轻父母要抽时间，陪着孩子做运动，不要指望手机和平板电脑能给孩子带来健康的身体。

急症看西医、慢症看中医，是错误的观念

很多家长都认为"急症要看西医、慢症要看中医"，这是否代表着西药效果快、中药效果较缓慢？其实，要看中医还是西医，应该视病情而定。有些疾病，如肿瘤、严重的外伤或者特殊慢性病，建议以西医诊治，通过手术开刀来治疗，以免延误病情。西医主要是将症状减缓，减轻孩子的不适，要想让孩子的疾病痊愈，还需要依靠良好的休息、睡眠以及免疫力的提高。

中医药更适合治疗儿童疾病

随着医疗卫生知识的普及，越来越多的家长认识到西药有一些副作用，于是开始求助于中医药的治疗。孩子容易患的疾病多是急性病、热性病，那么被普遍认为适合治疗慢性病的中医药是不是不适合治疗儿童疾病呢？恰恰相反，越来越多的临床实例证明，中医药治疗儿童疾病的效果非常好。比如感冒，90%以上是由病毒引起的，西药对于病毒的疗效并不一定比中药好，用中药治疗感冒的孩子可能比用西药治疗的孩子好得快。

> " 值得一提的是，中医药还具有预防保健的作用，在流行病高发的季节，如果能够采用中医药进行预防，往往能够降低孩子生病的概率。 "

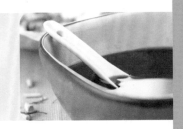

治病的最好时机在"将病未病"阶段

我们每天看到那么多孩子生病，到医院打点滴，有的孩子病得很严重，甚至是由几个人抬来的，就觉得特别痛惜——孩子病到如此严重的程度，先前一定是有征兆的，如果父母可以提前发现孩子身体上的异常反应，并适当地用药物或者其他方法干预，比如泡泡脚发发汗，病情也许就不会向这么严重的方向发展了。还有些严重的疾病，发展到一定程度的时候，医生可能想尽力都帮不上忙。所以，父母们一定要在孩子疾病的萌芽阶段把它遏制住。要知道，跟着病走的方法都是亡羊补牢，我们真正要做的是别让孩子进入生病的状态，提前打"预防针"。

宝宝感冒初期可以泡脚祛寒，水温以38℃左右为宜，每天2次，每次20~30分钟。一般泡10~15分钟时，宝宝开始微微发汗，这时要在宝宝衣服里垫上小毛巾吸汗。

是否需要吃药，要因孩子而异

孩子是否需要吃药，要因体质而异，不能一概而论。少数大孩子或者抵抗力比较好的孩子可以适当地"扛一扛"，但大多数孩子都应该趁早用药物进行干预和治疗。如果担心副作用，可以选择副作用相对小的中药。

一眼看穿孩子身体好坏

舌象是反映孩子疾病的一面镜子

去看中医时，常常听到医生说孩子的苔厚、舌红之类的话，这就是中医诊断中很重要的一项：望舌。望舌主要观察舌质、舌苔、舌的形状和润燥程度等。舌头的变化和孩子的健康有什么关系？家长应该怎么看？怎么判断？今天我们也来学学简单的望舌方法。

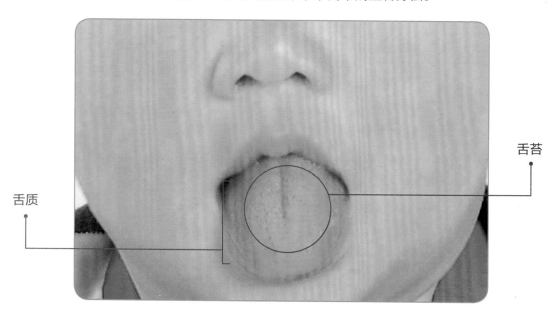

舌苔

舌质

舌质　看颜色

舌质，又称舌体，即舌的肌肉脉络组织。舌质的正常颜色是淡红色。

舌质淡白？说明气血虚 如果同时发现孩子的面色及眼睑颜色浅淡，甚至通过化验血，发现血红蛋白低，可以通过补气血的方法来纠正。比如食用一些具有益气养血作用的食物，如瘦肉、动物肝脏、红枣、山药等。

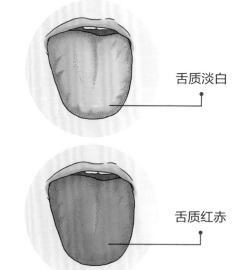

舌质淡白

舌质红赤？说明有内热 可以给孩子吃些具有清热作用的水果和蔬菜，如西瓜、黄瓜、冬瓜等。如果还伴有咽喉疼痛的症状，可以用少量的干桔梗熬汤服用，来清热利咽。当然，还要结合舌苔来看，如果舌红，没有舌苔，说明孩子是阴虚有热，可给他喝些藕汁、荸荠汁养阴清热。

舌质红赤

舌苔 看颜色和厚薄

舌苔是指舌面上覆有的一层薄白而润的苔状物，主要由脱落的角化上皮、唾液、细菌、食物碎屑及渗出的白细胞等组成。中医认为，舌苔的变化能够反映脏腑的健康状况。身体健康时，孩子舌头的大小适中，舌质淡红，舌苔薄白。正常状态下，由于咀嚼、吞咽以及唾液、饮食的冲洗，会不断地清除掉舌表面的物质，舌苔看起来薄而白。孩子患病时，由于进食量减少，咀嚼和舌的动作随之减少，唾液分泌也减少，舌苔就会变厚。

舌苔的厚薄主要反映了宝宝体内秽浊物质的多少。健康的舌苔，是水谷精气向上升腾而在舌面上形成的一层薄白色的苔状物，透过这层舌苔可以看到下面淡红色的舌体。

当宝宝的疾病较轻较浅，没有影响到脾胃对饮食的消化时，舌苔往往以薄为主；而当宝宝的疾病导致脾胃功能减弱，饮食不能正常消化，在体内异常积聚而形成各种秽浊物质时，就会导致舌面增厚；当宝宝消化不良时，我们常会发现他的舌苔变厚了，这就说明舌苔能反映宝宝身体疾病的状况，因此厚苔在中医上常作为体内有饮食停滞或是水湿不化的一种标志。

舌苔的厚与薄 薄的舌苔常见于疾病初起，病情还处于较轻浅的阶段，没有伤到胃气。舌苔较厚或舌中部及根部舌苔明显变厚，多数是病情已经深入体内，或者表示孩子有食积，有痰浊淤积在内。舌苔由薄转厚，说明病情在加重。相反，舌苔由厚转薄，或舌面在无苔之后又出现新生的舌苔，就是病情好转的征象。

舌苔腻 指舌苔厚而且湿，像涂抹了装修用的腻子一样。舌苔腻是孩子体内水湿过多在舌面上的体现。

舌苔白腻？ 说明有食积、痰湿或湿邪 如果孩子近期吃得比较多，或伴有咳嗽痰多，可以吃一些白萝卜来帮助消食、化积、化痰，或用少量陈皮煮水饮用。如果在夏天或初秋之际，孩子食欲差而且舌苔白腻，应该是感受了湿邪，可以食用薏米粥、冬瓜汤、赤豆汤来健脾、祛湿、利水。

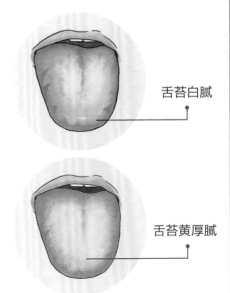

舌苔白腻

舌苔黄厚腻？ 说明有食积化热、痰热的可能 可以吃些白萝卜来消积化痰。也可以喝些白粥，多喝水，多吃蔬菜水果，同时采取小儿推拿法，来消除积食。如果宝宝乳食积滞，还可喝麦芽水（8个月以上适用）来调理。

舌苔黄厚腻

孩子常见的 5 种舌象

舌淡苔白，舌体肥大、有齿痕

如果孩子在较长的一段时间里食欲不好，吃饭不香，同时又有这样的舌象，就可能是脾虚。有些孩子还会有大便干，或吃了肉类、含糖高的食物后喉咙有痰声等表现。这样的孩子，平时不要让他吃太多水果，尤其是在秋冬季。可以吃些健脾的食物，如山药、薏米，或者在煲汤时加入一些白术、党参、黄芪等健脾的中草药。

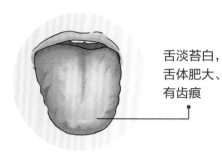

舌淡苔白，舌体肥大、有齿痕

舌尖或舌头红，舌苔薄黄

孩子感冒时，如果流涕、发热、咳嗽，家长通常不知道是风热感冒还是风寒感冒。辨别的关键就是：风热感冒常常表现为舌红，舌苔薄黄，同时伴有咽红，可以服用小儿感冒宁糖浆、双黄连等；风寒感冒则表现为舌淡，舌苔白，咽部不红，而且明显怕冷，可以给他喝葱姜红糖水、小儿感冒冲剂等。

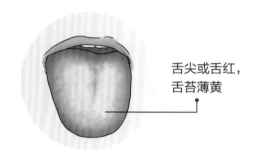

舌尖或舌红，舌苔薄黄

舌淡红，舌苔白腻

如果孩子咳嗽痰多，夜间尤其严重，大便偏干，或近期吃得较多，尤其是吃了大量肉食后出现上述表现，就要考虑是食积咳嗽，可以给孩子吃清淡的食物，或服用小儿消积止咳药物。如果孩子有腹胀、腹痛、呕吐，或者口臭、大便干、手足心热等症状，并出现这种舌象，可以服用珀珀猴枣散、保和丸等消食导滞。

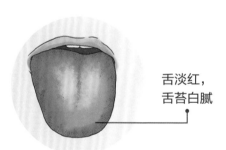

舌淡红，舌苔白腻

舌质红，舌苔黄腻

这种舌象多见于发热、咳嗽有痰或是肺炎的孩子，常常表示孩子体内有痰热，这时候孩子往往食欲较差，家长不要急于给孩子进补，而是要给予清淡、易消化的食物，同时要借助药物来清化痰热。如果孩子呕吐又伴有这种舌象，多是内蕴湿热，服用肠胃康效果比较好。呕吐停止后，可以选用白萝卜、西红柿、丝瓜、藕粉、绿豆或薏米煮粥来调理。

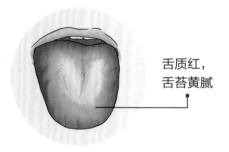

舌质红，舌苔黄腻

地图舌

孩子舌面上的舌苔出现了不均匀的剥脱，舌苔好像地图样不规则，这就是地图舌。地图舌对孩子来说是较常见的。有地图舌的孩子多半体质比较弱，与疲劳、营养缺乏、消化功能不良、肠寄生虫、B族维生素缺乏等都有关系。有地图舌的孩子一般没有明显的痛苦，但可能伴有消化不好、大便干稀不调、容易反复感冒等症状。中医认为舌苔为胃气所生，孩子舌苔剥脱，说明他的脾胃虚弱，主要是脾胃阴虚及脾胃气虚。如果舌苔剥脱如地图状，剥脱的边缘隆起，剥脱表面为红色，与舌质有区别，多属于脾胃阴虚。如果剥脱面边缘没有隆起，剥脱面光滑如镜，颜色与舌质颜色大体相同，多属脾胃气虚。

地图舌可采用益气养阴的治法。平时用沙参、麦冬泡水喝，或吃百合汤、梨、西瓜等有滋阴降火、生津止渴作用的食物。要让孩子少吃辛辣煎炸食物。地图舌经过调理一般可以消失，但在孩子生病后或体质差的时候可能还会出现。

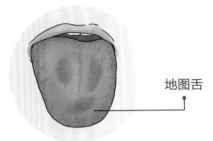

地图舌

看小儿指纹辨寒热

望指纹是儿科诊断的特殊方法，常用于三岁以下的孩子。指纹是指孩子食指掌面拇指侧的浅表静脉。指纹从虎口向指端第一节为风关，第二节为气关，第三节为命关。看指纹时，最好将宝宝抱于向光处，用左手拇指、食指握住宝宝食指的末端，用右手拇指从宝宝食指桡侧（拇指侧）末端向指根轻轻按推几次，使指纹显露。

一般来说，指纹色淡，多属于虚证、寒证，可见于孩子脾胃虚弱、营养不良时；指纹鲜红浮露，多见于外感风寒感冒；指纹浮紫，多见于外感风热感冒；指纹紫红沉隐，多为里热，可见于支气管肺炎等；纹色青紫，可见于惊风抽搐时；指纹紫滞，推之不畅，回流较慢，多见于痰湿、食滞、病重时。

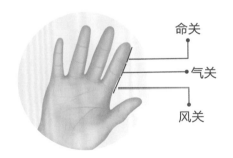

命关
气关
风关

从指纹长短来说，纹在风关，说明病情轻浅；纹达气关，说明病情较重；纹进命关，说明病情加重；纹达指尖，可能提示病情危重。但要注意，指纹望诊只可辅助判断，要准确诊断还需要结合其他诊法。

黑眼圈的孩子大多是过敏体质

黑眼圈也就是我们常说的"熊猫眼"，通常是由于经常熬夜，情绪不稳定，眼部疲惫，静脉血管血流速度过于缓慢，眼部皮肤红细胞供氧不足，静脉血管中二氧化碳及代谢废物积存过多等原因，形成慢性缺氧，血液较暗并形成滞流以及眼部色素沉着。在临床上，我们发现很多孩子小小年纪就有了黑眼圈，并且很多还有红色的眉毛，这是怎么回事呢？

孩子过敏性鼻炎反复发作，平时食欲不佳，神疲乏力，可取葱白5根，带骨鸡肉100克，香菜、生姜各10克，大米50克，将大米、鸡肉、生姜加水煮粥，粥成再加入葱白、香菜，加盐调味服用。

孩子有明显黑眼圈，极可能是过敏性鼻炎

孩子小小年纪就有了黑眼圈，这极可能是过敏性鼻炎在作怪。过敏性鼻炎会造成鼻塞，导致鼻黏膜肿胀，血液循环不良，静脉血液回堵在眼睛周围，从而形成明显的"熊猫眼"。加上鼻泪管上下相通，因此过敏性鼻炎的孩子通常也有过敏性结膜炎。如果孩子经常揉鼻子、揉眼睛，黑眼圈颜色就会越深，面积也越大。

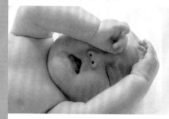

> " 孩子的黑眼圈与过敏性鼻炎有密切的关联。鼻炎症状愈严重、时间愈久，孩子的眼圈也越黑。"

引起孩子黑眼圈的其他因素

1.如果孩子肝肾功能有问题，或者近期过多地服用了容易促进血管膨胀、扩张的药物，都可能造成孩子眼周皮肤暗化，从而产生黑眼圈。

2.如果孩子近期休息不当、睡眠质量不高或者饮食习惯不好、摄入的营养不够平衡，都可能导致眼周皮肤变暗，从而产生黑眼圈。

3.阳光暴晒等因素，也会造成孩子眼部皮肤有过量的色素沉着。

4.如果父母长期黑眼圈较重，也可能会遗传给自己的孩子。

鼻根青的孩子多肺气虚、脾胃差

中医把鼻根的部位叫作山根，其位于两眼内眼角间的鼻梁部分。山根望诊法是专用于小儿的独特诊法之一。鼻根发青，老百姓经常叫它"磨人筋"，鼻根青的孩子脾气比较坏，经常生病，比较难养。中医认为孩子鼻根部青主惊主寒，但有些孩子出生就有，如果没有其他症状，可以不用担心。在古代，没有先进的检查手段，医生诊病依靠望、闻、问、切。对小婴儿，望诊就尤其重要，其中鼻根部有无青筋就是很重要的一项观察项目。小儿出生后鼻根部有青筋显露者多体质虚弱，易外感邪气而发病。

每天给鼻根青的孩子捏脊30次，坚持1个月，会明显改善孩子的脾胃功能。

脸色黄的孩子大多脾不好

孩子脸色偏黄的原因很多，主要有如下几个原因：

1.营养不良造成的贫血。如果宝宝经常出现腹泻，则有可能是营养不良造成的贫血，最好帮孩子测一下微量元素和血红蛋白的指标。

2.黄疸。大部分新生儿在出生后2~3天时，都会出现脸部发黄的现象。这有可能是新生儿生理性黄疸，妈妈应该密切观察。新生儿黄疸有生理性的和病理性的，病理性的是指出生后24小时就出现黄疸，黄疸的颜色是渐变的，是迅速加重的，需要及时到医院处理；生理性的黄疸经过4~7天以后，一般不超过7天，就会消褪了。如果宝宝黄疸老是不褪，不但身上黄，脸上也黄，这种情况一定要带到医院去。

如果是贫血导致的脸色偏黄，除了遵医嘱药补，还可以每周给孩子吃1次鸡肝（或市售婴儿肝泥），但1次不要超过20克。

3.肝胆疾病和遗传原因等。这需要通过去医院做一些检查，由医生来确认，但如果宝宝出生时脸色就不黄，一般不会是遗传原因。

> 脸色淡黄提示孩子虚弱或者脾胃功能不好。排除上面的原因，如果孩子出现身体瘦弱、大便时干时稀不规律、抵抗力比较弱的情况，就应该给孩子健脾补脾了。

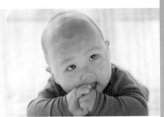

耳朵透露的疾病信息最易忽视

耳朵不仅是一个听觉器官，能帮助我们准确地听到外界声音，同时还是一个平衡器官，内耳的前庭分析器掌握着身体的平衡。

中医认为"肾主藏精，开窍于耳"，孩子的许多疾病，可由耳朵发出信号。正常孩子的耳朵红润而有光泽，这是先天肾精充足的表现；耳朵干枯没有光泽，可能是由于机体肾精不足；耳朵颜色淡白，多怕冷恶风，手脚冰凉；耳朵红肿，多是"上火"的表现，常见于肝胆火旺或湿热；耳郭干枯焦黑，多发于传染病后期或糖尿病；在耳朵的某些局部出现点状或片状红晕、暗红、暗灰等，则有可能是患有胃炎、胃溃疡等消化系统疾病的表现。

望耳只是中医"望诊"的一部分，要想准确地判断孩子的身体健康状况、诊断疾病，应当结合其全身的表现，切不可盲目照书诊断，杞人忧天。

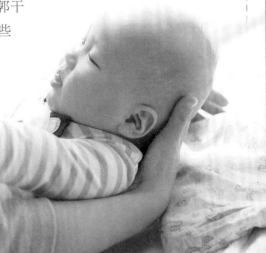

牙有多好，肾就有多好

中医认为肾主骨生髓，而牙齿是人体最坚硬的骨骼，所以牙齿与肾脏的关系就显得非常密切，牙齿就像反映肾脏的一面镜子，可以说"牙有多好，肾就有多好"。正由于牙齿与肾以及骨骼有着紧密的联系，所以不管是在生理上，还是在临床的治疗上，都强调养肾的重要性。由于牙齿与肾之间存在密切的联系，假如孩子的肾精不足，就有可能出牙过晚。

通过咀嚼食物来补肾

孩子在日常三餐中的每一次咀嚼运动，也是可以养护肾精、保护牙齿的。肾在液为唾，唾为肾精所化，反过来又可滋养肾中精气，有"玉浆"之称。在牙齿咀嚼食品的同时，口中也分泌唾液。进食时细嚼慢咽，可使饮食中的水谷精微与唾液充分混合并被身体吸收。脾主运化水谷精微，而脾与肾为先天和后天的关系。先天之肾可得到后天之脾的充养，故脾健可使肾精得养。因为健康的牙齿有助于脾之运化，这就使牙齿健康也可促肾精之养。

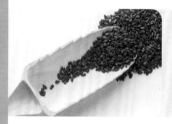

" 一些具有补益肾精作用的食物，如黑芝麻、桑葚、瘦猪肉、山药等，可以根据孩子的情况，在平时适当地多吃点。 **"**

嘴唇颜色会随疾病改变

口腔是经脉循行的要冲，手阳明大肠经、足阳明胃经、足太阴脾经、手少阴心经、足少阴肾经、手少阳三焦经、足少阳胆经、足厥阴肝经，以及督脉、任脉、冲脉均循行于此。所以嘴唇的颜色可以反映疾病。

孩子嘴唇给父母的信号

唇色红赤的孩子心火旺，每天在宝宝中指指腹上直推300下可清心火，同时可以吃些清心火的食物，如绿豆粥、西瓜、莲子汤等。

上唇颜色焦枯或暗红：可能为大肠病变，这样的孩子会伴有肩膀难以放松、生口疮、喉咙不畅、耳鼻不通等症状，闻起来还会有口臭。

上唇苍白泛青：可能为大肠寒虚，这样的孩子会感到腹部绞痛、不寒而栗、冷热交加，而且会有胀气、腹泻等症状间或出现。

下唇绛红色：可能为胃热，并见胃痛、肢体重滞、打嗝、腹胀等症状。

下唇苍白：可能为胃寒虚，会出现上吐下泻、胃部发冷、胃阵痛等症状。

唇内红赤或紫绛：可能为肝火旺，见脾气急躁、胁下胀痛、吃食不下。

唇内黄色：可能是肝炎迹象，如果是黯浊的黄色，肝胆一定不佳。

唇色火红如赤：这样的孩子心火旺，伴有发热、呼吸道发炎症状。

唇色暗黑而浊：消化系统功能失调，时见便秘、腹泻、失眠等症状。

眼睛能知五脏健康

眼睛不仅是心灵的窗户，还是健康的镜子，中医能通过观察孩子眼睛的症状，看出一些疾病信号。中医看眼睛的问题，是从肝、心、脾、肺、肾五脏，或是和五脏配合的六腑来看，或是从五脏六腑和十二经络的寒热虚实来看。那么从孩子的眼睛可以看出哪些反映疾病的信号？父母如何简单地从孩子的眼睛来判断疾病？今天我们也来学学。

> 两眼内、外眦的血络属心，为血轮；黑睛属肝，为风轮；白睛属肺，为气轮；瞳仁属肾，为水轮；上下眼睑属脾，为肉轮。

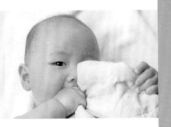

眼白发黄：说明孩子出现了黄疸。传染性肝病、胆道疾病及一些溶血性疾病是引起黄疸的原因。

眼白出现绿点：大多数是孩子出现肠梗阻的早期信号。

眼白出现红点：这是孩子毛细血管末端扩张的结果。

眼白出现三角、圆形或半月形的蓝色、灰色或黑色斑点：这是孩子肠道蛔虫病的常见表现，肠道有蛔虫还可表现为孩子夜间磨牙。临床上也有少数孩子没有不适症状，而眼白部分出现蓝色或灰质斑点，这是由于巩膜太薄，色素透出来的缘故。随着年龄增长，色素斑点会消失。

眼白发蓝：医学上称发蓝的眼白为蓝色巩膜。孩子的这种征象多是由慢性缺铁造成的，而慢性缺铁又必然导致缺铁性贫血。凡是中度、重度贫血的孩子，其眼白都呈蓝白色，家长应该给这样的孩子补铁。

眼白发红：通常是由细菌、病毒感染发炎引起的充血现象。倘若同时还伴有分泌物多，有异物感、发痒及眼痛等症状，应去医院眼科诊治。

头发稀少可能是缺钙

我们通常说的缺钙实际上是指缺乏促进钙吸收的维生素D。母乳喂养的婴儿应坚持每日喂维生素D 400~800IU；0~6个月配方奶粉喂养的孩子，则无需再服用维生素D。

在很多宝宝的枕部，也就是脑袋跟枕头接触的地方，会出现一圈头发稀少或没有头发的位置，这种现象叫枕秃。引起枕秃的内因大部分是孩子本身缺钙。但孩子的这种现象是否都是由缺钙造成的呢？其实，引起孩子枕秃的原因是多方面的，大部分枕秃，往往是因为宝宝生理性多汗，导致头部与枕头经常摩擦而形成的。因为新生儿大部分时间都是躺在床上的，脑袋跟枕头接触的时间很长，这就导致接触的地方容易发热出汗，使头部皮肤发痒。而新生儿还不能用手抓，也无法用言语表达自己的痒，所以通常会通过左右摇晃头部的动作，来"对付"自己后脑勺因出汗而发痒的问题。经常摩擦后，枕部头发就会被磨掉而发生枕秃。

皮肤斑与疹快速辨别

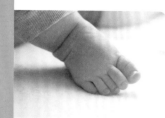

对于孩子来说，斑疹是一类很有特点的疾病，在儿童常见疾病中占有很大的比例。特别是很多斑疹只会出现在儿童时期，所以了解一定的斑疹常识，对于父母来说还是非常有必要的。

> **什么是斑，什么是疹呢？**
> 一般来说，用手摸上去没有突出皮肤的叫斑，用手摸上去高出皮肤的叫作疹。压之褪色的为充血性皮疹，压之不褪色的为出血性皮疹。

不同的斑疹代表什么疾病

疹色鲜红，多为热毒炽盛。

斑色紫暗，面色苍白，四肢发冷，这是气不摄血、血溢脉外的表现。

孩子得了荨麻疹，皮肤瘙痒难耐时，可以给他涂抹一些炉甘石洗剂止痒，但禁止涂于有毛发的部位，一般每天涂抹3~4次即可。

皮疹细小，状如麻粒，皮肤潮热，一般3~4天出疹，口腔颊黏膜出现麻疹黏膜斑，这样的疹为麻疹。

发热3~4天，热退疹出，且皮疹细小，状如麻粒，多是幼儿急疹。

皮疹细小，呈浅红色，身热不甚，常见于风疹。

肤红如锦，稠布疹点，身热，舌如草莓，常见于猩红热。

丘疹、疱疹、结痂并见，疱疹内有水液色清，见于水痘。

斑丘疹大小不一，如云出没，瘙痒难忍，常见于荨麻疹。

隐私部位也要注意检查

对于孩子的隐私部位，家长也要注意观察。男孩阴囊紧致，颜色沉着，是先天肾气充足的表现；若阴囊松弛，颜色淡白，则是先天肾气不足之征象。在患病过程中，阴囊紧缩者多寒；弛纵不收者多热。阴囊肿大透亮，状如水晶，为水疝（类似西医的睾丸或精索鞘膜积液）；阴囊中有物下坠，时大时小，上下可移，为小肠下坠之狐疝（类似西医的腹股沟斜疝）；腹痛啼哭而将睾丸引入腹者，俗称"走肾"（回缩性睾丸）；还有一部分男孩，出生后睾丸没有回到阴囊中，称为隐睾。女孩前阴部潮红灼热瘙痒，常见于湿热下注，也要注意是否有蛲虫病。

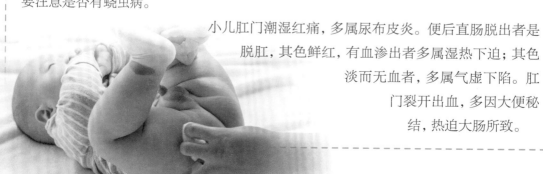

小儿肛门潮湿红痛，多属尿布皮炎。便后直肠脱出者是脱肛，其色鲜红，有血渗出者多属湿热下迫；其色淡而无血者，多属气虚下陷。肛门裂开出血，多因大便秘结，热迫大肠所致。

喜欢趴着睡，可能是伤食

家长们通常认为，婴儿应该采取仰卧的姿势睡觉。有时从6个月大开始，婴儿睡觉会由仰卧位转为俯卧位，家长就开始担心自己的孩子有问题。其实，这恰恰说明了这个月龄的孩子在睡觉时已能够自由地翻身了。婴儿睡觉时和我们成年人一样，总会采取自己觉得舒服的姿势，如果婴儿觉得趴着睡舒服，自己又能够翻身，就会采取这种姿势。

宝宝伤食可用1个白萝卜洗净切片，先煮30分钟，再加淘净的大米50克同煮（不吃白萝卜可捞出白萝卜后再加大米）煮至米烂汤稠，加适量红糖煮沸即可。

健康婴儿趴着睡，睡眠质量高

国外科学家曾经对80名健康婴儿进行睡眠姿势的研究。其中，40名婴儿通常俯卧睡眠，另外40名通常仰卧睡眠。结果发现，趴着睡的婴儿睡眠时间较长，睡眠质量较高，非快速动眼睡眠时间增加，觉醒次数和时间减少。可见，趴着睡有助于健康婴儿的睡眠。这可能与趴着睡时机体接受的外界刺激，如声音、光线等的减少有关。

> 有部分孩子，如果夜间喜欢趴着睡觉，并且经常流口水，甚至是睡觉的时候眼皮不能完全闭合，露出眼睛，则是脾虚的表现。

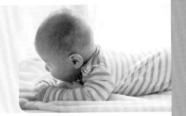

伤食的孩子喜欢趴着睡

如果孩子喜欢趴着睡觉，并且睡的时候非常不安分，翻来翻去，小肚子胀胀的或者不断放屁，味道很重，甚至是手足心发热，那就是伤食的表现了。这时候千万不能着凉，要不然会有腹泻的可能。

了解大小便，生病早知道

正常情况下，母乳喂养的孩子大便呈金黄色糊状，偶尔伴有乳凝块，有酸味；配方奶粉喂养的孩子大便呈淡黄色，大多能成形。排便次数不等，初生时多些，每天可达4~6次，然后逐渐变少，到每天2~3次或者每天1~2次，最终形成每天1次的排便规律。如果大便次数突然增多，则应考虑是否患病。如果平时大便次数较多，但孩子的一般情况良好，体重不减轻，不能认为有病。无论次数多少，只要大便的性状正常就可以。

宝宝辅食中初加蔬菜时，会有绿色菜叶、红色西红柿皮等未消化的成分随大便排出，这是正常现象。

如果宝宝排出蛋花样、豆腐渣样、水样大便，可能有肠道疾病，要及时就医；如果排出黑而发亮的柏油样大便，说明消化道有出血，需要重视，预防有消化道溃疡、息肉、钩虫病等；如果宝宝大便表面沾有血丝，说明孩子可能有直肠息肉或肛裂。

听孩子声音判断疾病

听咳嗽辨别疾病

孩子咳嗽了，家长很着急，不是上医院就是去药房。不过你对咳嗽了解多少呢？

咳嗽是孩子身体清除呼吸道内分泌物或异物的保护性呼吸反射动作。虽然有其有利的一面，但长期剧烈咳嗽可导致呼吸道出血。以下是通过听孩子的咳嗽声来分辨的8种疾病类型：

声音	类型	发病原因及特点
咳嗽频繁喘声粗	风热咳嗽	常常伴发于热伤风，特点是咳嗽频繁，喘气声音粗，咽痛，咳痰稠黄或黏稠不爽，常伴有畏风，身上发热，鼻流黄浊涕，口渴等症状
咳嗽声音重	风寒咳嗽	常常伴发于感冒着凉，特点是咳嗽声音重，咳痰稀薄色白，常伴有鼻塞、流清涕，头痛，发热怕冷，无汗，肢体酸楚疼痛等症状
干咳无痰	风燥咳嗽	此类咳嗽在秋冬季节最多见，特点是干咳无痰，或痰少而黏，不易咳出，或痰中带有血丝，咽干，鼻唇干燥等。同时，燥咳也分温燥和凉燥。凉燥常发生在深秋或是初冬，特点是口不渴，鼻涕或痰稀薄色白，舌苔薄白；温燥特点是干咳无痰，或少量黏痰，不易咳出，口鼻干燥，舌薄黄而干
咳声重浊	痰湿咳嗽	常伴于消化不良，特点是咳声重浊，痰多，痰黏腻或稠厚成块，色白或带灰色。吃甘甜油腻食物可加重，有胸闷、食欲不佳、身体困重无力、大便不成形等症状。有时候咳嗽会伴有恶心、反胃、呕吐的表现
咳声低弱	肺气虚咳	特点是咳声低弱，痰液稀薄，汗多怕风，长时间咳嗽后会出现胸口发紧，心尖疼痛，这类肺气虚咳的孩子也格外容易感冒
久病体虚咳声低	肾气虚咳	特点是咳嗽声音低、发作频率高、迁延难愈、痰涎清稀。常常伴有咳嗽时腰部有牵扯痛，有小便感，甚至一过性尿失禁，同时也伴有四肢发冷、小便清稀量多等体内阳虚、不能温煦的症状

(续表)

声音	类型	发病原因及特点
干咳无力咳声促	久咳阴伤	常年咳嗽的孩子容易出现久咳阴伤，咳嗽特点是久咳干咳，咳嗽无力，咽喉干痒，有痰咳不出，咳声短促，或痰中有血丝，常伴有午后颧红潮热、夜间出汗、神情疲惫等症状
病久痉挛性干咳	过敏性咳嗽	过敏性咳嗽的临床表现为咳嗽时间长达 2 个月以上，以干咳为主要表现，早晨、晚上及活动后咳嗽重。平素有过敏性疾病，如过敏性鼻炎或湿疹，用抗过敏药物或者激素治疗，比用抗生素治疗效果好

　　临床上，这几年遇见比较多的还有咳嗽变异性哮喘、支原体咳嗽等情况，这类咳嗽反复发作，让家长防不胜防。所以咳嗽虽然是孩子最常见的一个症状，但一定不能忽视它！在治疗咳嗽时，不要长期服用抗生素，要找出病因，在治疗原发病的基础上，选择合适的止咳祛痰药，配合雾化等治疗方法。同时要加强护理，让我们的宝宝早日恢复健康。

说话声弱的孩子多肺虚

　　肺气充实，气息可以震动声带而发出声音，所以孩子声音的强弱多与肺气强弱有关。健康孩子的说话声应当清晰，语调顿挫有度，语声有力。如果孩子语声过响，多言躁动，常属阳热有余；语声低弱，断续无力，常属肺气不足；感冒以后风寒束肺，所以听到语声重浊，伴有鼻塞。如果突然出现语声嘶哑、呼吸不利的情况，要小心是否有急性喉炎或者是否有异物阻塞气管。

声音嘶哑，是喉咙在呼救

孩子的发声器官正处于生长发育的过程中，尚且脆弱。声带、喉咙疾患都可能造成孩子声音嘶哑。声音嘶哑是慢性喉炎一个主要症状，有的孩子因鼻堵、腺样体肥大，经常张口呼吸，咽喉干燥，鼻窦炎炎性分泌物向后流入咽喉部，而声音嘶哑。大多数孩子是因为有用嗓子过多的行为，如大声喊叫、啼哭、唱歌等，超越儿童音域，而导致声音嘶哑。声音嘶哑孩子进行喉镜检查可以观察到声带黏膜充血，肿胀，声带肥厚，声带边缘出现小结，或出现息肉。

治疗孩子的慢性喉炎，关键是祛除病因，治疗方法有很多，其中休声最重要。局部用药有清咽中药、药物雾化吸入，同时少吃甜食，多吃蔬菜、水果。多数孩子的慢性喉炎在青春期变声后能自愈。

对于急性扁桃体炎，可用胖大海4~6枚，洗净放入碗内，冲入沸水，加盖闷半小时左右，加冰糖调味，慢慢给宝宝饮用。隔4小时再泡1次。每天2次，一般2~3天即显效。

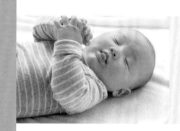

> " 在夜间突然出现的声音嘶哑，或者我们常说的像狗叫一样的咳嗽，甚至是出现呼吸困难的情况，则有可能不是一般的声音嘶哑，而是儿童急性喉头水肿，一定要迅速到医院救治。 "

呼吸急促、嗓子有痰鸣，小心哮喘

很多家长都有这样的一段经历，每到季节交替，孩子就会突然出现咳嗽。这种咳嗽发作急迫，通常还伴有喉咙里的痰鸣声，吸气的时候可以看到肋骨间隙凹陷，呼气的时候可以看到呼气时间延长，孩子脸涨得通红。这就是我们通常说的儿童哮喘了。儿童哮喘起病可因不同年龄、不同诱因而有所不同，婴幼儿的哮喘多数在上呼吸道病毒感染后被诱发，起病比较缓慢，而儿童哮喘多由吸入变应原诱发，起病比较急。

哮喘发病初主要表现为刺激性干咳，随后出现喘息症状，喘息轻重不一。轻者无气急，双肺仅闻散在哮鸣音，呼气时间延长；重者出现严重的呼气性呼吸困难，烦躁不安，端坐呼吸，甚至出现面色苍白，唇、指甲端发绀以及意识模糊等病情危重表现。本病为反复发作，部分病人有明确的季节性，夜间发病较多。发作间歇期，多数孩子症状可完全消失，少数孩子有夜间咳嗽、自觉胸闷不适等症状。孩子的哮喘如果没有得到及时治愈，危害还是相当大的。如果在儿童时期得了哮喘并且长期发作，可能会引起肋骨变形，严重者在哮喘剧烈发作时会导致肋骨折断。另外，孩子哮喘持续发作，会使身体长期处于缺氧的状态，造成心律紊乱和休克。

哮喘的宝宝可以选择在三伏天进行中药贴敷，通过药物的温热作用、穴位对脏腑的调节作用，可以很好地缓解哮喘症状。

以下是孩子易患的几种哮喘的特点：

类型	特点
婴幼儿哮喘	1. 日间或夜间咳喘明显，运动后加重 2. 病理上以黏膜肿胀、分泌亢进为主，哮鸣音音调较低 3. 对糖皮质激素反应相对较差 4. 易患呼吸道感染
儿童哮喘	1. 多在 2 岁以后逐渐出现呼吸道过敏 2. 发病季节与变应原类型有关 3. 有明显的平滑肌痉挛，哮鸣音音调高 4. 对糖皮质激素反应较好
咳嗽变异性哮喘	1. 长期咳嗽，无喘息症状 2. 咳嗽在夜间或清晨以及剧烈运动后加重 3. 抗生素治疗无效 4. 对支气管扩张药及糖皮质激素反应较好 5. 部分孩子存在呼吸道过敏 6. 一些孩子最终发展成支气管哮喘

得了哮喘不用怕，儿童哮喘和成人哮喘不同，很大一部分儿童在青春期后都能够好转。但是一定要到正规的医院进行治疗，而且哮喘的治疗过程一般都比较慢，除了发作期治疗外，缓解期的管理也非常重要，家长千万不可忽视。特别要指出的是，中西医结合治疗通常要比单纯西医或单纯的中医治疗效果好。患哮喘的孩子大多内火较重，这主要与饮食的高蛋白、高脂肪、高热量有关。以前所说的哮喘恢复期要用补法，提高儿童免疫力，现在看来是不完全适用的。越补，内火越重；内火越重，气管越处于高反应状态，病情就越容易发展严重。

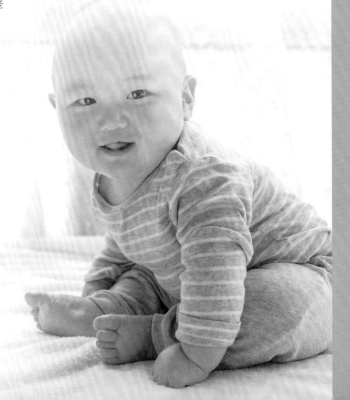

啼哭声是孩子的特殊语言

新生儿刚离母腹，便会发出响亮的啼哭。胎儿在母体内时，肺内充满液体，并不是依靠呼吸进行气体交换，而是依靠胎盘循环来进行的。宝宝的第一声啼哭表明肺已经张开，这是走向"独立生活"的第一步。若初生不啼，便属病态，需紧急抢救。医生也能通过哭声大小来衡量新生儿的成熟程度和发现疾病，比如足月儿哭声洪亮，早产儿的哭声比较弱小，有先天性心脏病或呼吸系统疾病的新生儿哭声小、弱，有时声音发哑。

啼哭是婴幼儿的正常现象

婴幼儿也常有啼哭，健康孩子哭声清亮而长，并有泪液，无其他症状表现，属于生理现象。婴幼儿有各种不适时，也常以啼哭表示，例如衣着过暖，温度过高或过低，口渴，饥饿或过饱，要睡觉，要抚抱，包扎过紧妨碍活动，尿布潮湿，虫咬，受惊等。不适引起的啼哭常哭闹不止，但不适解除后，啼哭自然停止。

不可忽视的病理性啼哭

声音洪亮有力者多为实证；细弱无力者多为虚证；哭声尖锐惊怖者多为剧烈头痛、腹痛等急重症；哭声低弱，目干无泪，多为气阴衰竭危证；哭声尖锐，阵作阵缓，弯腰曲背，多为腹痛；哭声响亮，面色潮红，注意是否发热；哭而骤止，时作惊惕，需防惊风发作；吮乳进食时啼哭拒进，注意口疮；啼哭声嘶，呼吸不利，谨防咽喉急症；夜卧啼哭，睡卧不宁，为夜啼或积滞；哭声绵长，抽泣呻吟，为疳证体弱；哭声极低，或喑然无声，须防阴竭阳亡。

哭是婴幼儿寻求帮助的唯一方式

哭是新生儿的语言，正常新生儿每天都会哭上几回，哭是他们与父母交流的方式，是其表达感觉和寻求帮助的唯一方式。新生儿成为家庭的宝贝，全家人围着转，只要一哭，马上就抱起来哄着，时间一长，根本就不愿意躺在床上，甚至睡觉也要抱着。其实，这对孩子的身心发育是不利的，所以年轻的爸爸妈妈们一定要学会读懂宝宝的需求，及时给予适时适度的回应，让宝宝舒服、愉快、有安全感。如果宝宝的哭声里带着烦躁不安的情绪，父母应该检查一下周围环境，因为强烈的灯光、嘈杂的声音、搬动物体等，或是你摇晃宝宝的幅度太大了，都可能让宝宝不安。此时可以通过调整周围环境来安抚好宝宝。

宝宝哭闹时，父母不要立刻喂奶、塞安抚奶嘴，也不要用力摇晃宝宝，更要避免自己也被负面情绪包围。

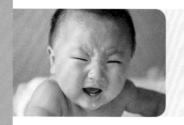

> " 宝宝哭了我们很容易想到：饿了、冷了、热了、尿了、拉了、痛了等。但不要忘记宝宝情绪的需求：害怕了、寂寞了、孤独了等。 "

啼哭声是孩子表达自己内心情绪的特殊语言，由不同原因引发的各种不适，哭的表现也不相同。下面我们来认识几种新生婴儿啼哭声：

1.饿了：新生儿胃容量小，容易饥饿，一般在喂奶2~3小时后啼哭。哭声洪亮，而且有规律，同时会头部左右转动，并张开小嘴四处觅食。家长最好掌握好宝宝的吃奶时间，别让他等太久。

> 当宝宝饿了，妈妈可试探性地用手指按其嘴角，宝宝会用嘴追手指（医学上称觅食反射），这时一旦开始喂奶，宝宝就会马上停止哭闹。

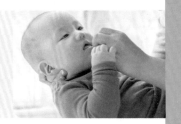

2.尿了或拉了：哭声常突然出现，有时很急，下肢活动比上肢活动要多，仅换干净尿布即可中止哭闹。解便前有时有面色涨红的用力状，有的宝宝在大便前由于肠蠕动加快，也会出现哭闹。

3.冷了：哭声低，乏力，皮肤花纹或发绀，严重时苍白，全身蜷曲，动作减少。要根据室内的温度和宝宝的反应增减衣物。

4.热了：哭声响亮，有力，皮肤潮红，额面部可以看到轻度出汗，四肢活动，严重者可出现轻度发热。

5.痛了：各种疼痛会刺激啼哭，常表现为突然的尖叫，多为阵发性，如肠痉挛、肠梗阻、斜疝嵌顿、外伤等，有时会伴有呕吐、面色发青或发白、腹胀等症状。找到疼痛的原因，帮宝宝缓解即可。

6.生病了：此时宝宝的哭声没有规律，声音低沉，短而无力甚至呈呻吟状，同时全身反应淡漠，不吃奶，发热或体温不升高，发现这种情形应及时带宝宝到医院。

7.害怕了：对突然出现的声音、体位变化或其他外界刺激作出的反应，先出现受惊吓的表现，如双臂举起，拥抱状，或哆嗦一下等，哭声随后立即出现，哭声急，面部涨红，此时应让宝宝远离外界刺激。妈妈如给予轻声安慰拍哄，啼哭可较快消失。

8.需要陪伴或安抚了：宝宝躺久了会感到寂寞，需要有人陪伴，会用哭来提醒爸爸妈妈抱一抱或说说话。这时的哭声长短不一，无节奏感，常哭哭停停，断断续续。遇到这种情况建议将宝宝抱起，亲一亲、抚摸一下、拍一拍或跟他说说话、听一些舒缓的音乐，宝宝就会安静下来。平时要经常陪宝宝玩耍，消除他的寂寞感。

9.环境太吵：如果听到太多噪音，看到不停移动的物体，都会引起宝宝的"反抗"。此时，抱抱他，给他安静的空间，或者听听舒缓、单调的声音（如电风扇的转动声、下雨的声音），都会让他安静下来。

宝宝夜啼常见的原因是维生素D不足，晒太阳是获得维生素D最经济、最方便的途径，但要避免在上午10点至下午2点紫外线辐射高峰时外出。

宝宝在吃奶或进食时哭闹，就要留意检查口腔，如有白屑可能是鹅口疮，可以在医生指导下在患处涂抹制霉菌素或搽冰硼散、西瓜霜之类的中成药，很快就能好转。

闻一闻预知孩子健康

口气重，可能是脾胃出了问题

健康孩子口中无臭气。口气臭秽，多属脾胃积热；口气酸腐，多属乳食积滞；口气腥臭，有血腥味，多系血证出血；口气腥臭，咳脓血痰，常为肺热肉腐。

改善和消除口臭并不是一件很困难的事情，关键问题在于口臭原因是否检查清楚。如果能够把发生口臭的真正原因查出来，然后对孩子采取针对性防治措施，口臭就会消失得无影无踪。

判断孩子口臭是胃经有湿热还是食积

湿热型口臭表现为舌质红、舌苔黄、口臭的同时，还伴有烦躁和睡不安稳等症状，许多孩子还伴有大便干结，可在中医师指导下，吃一些清热化湿药。食积型口臭多见于1~6岁的孩子，与饮食不节、喂养不当有关。这类孩子长期食欲不佳，面黄消瘦，但精神不错，所以用药以消食和胃为主，如消食化积的保和丸。

呕吐物酸臭，可能是消化不良

呕吐物酸臭，多数是孩子吃得过多，食积于胃，消化不及，胃逆于上而发生的伤食吐。呕吐不仅使孩子非常痛苦，还会影响孩子进食，家长也会为此十分紧张。家长要了解以下这些经常诱发呕吐的原因：

喂养或进食不当	新生儿喂奶过多，奶的配方不当，吃奶时吞入大量空气；婴儿及幼儿一次进食量较多或食物不易消化，都可能引起呕吐
全身感染性疾病	如患有上呼吸道感染、支气管炎、肺炎及败血症等疾病时，在高热、恶心、食欲减退的同时，常伴有呕吐
神经系统疾病	脑炎、脑膜炎、头颅内的出血，或肿瘤以及颅脑外伤等中枢神经系统疾病也能引起呕吐，以呕吐前无恶心、呕吐呈喷射性为特点，但往往同时伴有神经系统的其他症状，如头痛、精神萎靡、嗜睡，甚至抽风、昏迷等
精神因素	有些孩子可能会因为某些原因而造成精神过度紧张或焦虑，引发呕吐，再发性呕吐有时也与精神因素有关
中毒	包括各种中毒，如食物中毒，有毒动物、植物中毒及药物、农药中毒等，几乎都有呕吐症状，但不同的毒物中毒又有其各自的临床特点
其他	内耳的前庭功能失调或梅尼埃病（内耳膜迷路积水）引发的呕吐比较剧烈，但多伴有眩晕、视物旋转的症状；小儿先天性消化道畸形，如胃扭转、肥大性幽门梗阻等会引发呕吐。此外，肠蛔虫症患儿发生肠梗阻或胆道有蛔虫时呕吐也比较严重

大便臭多是大肠积热

作为家长，我们一定要了解孩子正常的大便情况，这样才能迅速判断出他的健康是否出现了问题。纯母乳喂养的婴儿，大便通常呈黄色或金黄色，稠度均匀如膏状或糊状，偶尔稀薄而微呈绿色，闻起来有酸味但不会发臭，通常每天排便2~4次。人工喂养的婴儿，大便颜色通常呈淡黄色或土灰色，质较干硬，条状，常带奶瓣，有明显臭味，大便每天1~2次。

观察婴幼儿的大便性状可以了解消化情况

如果婴儿大便的臭味明显，则表示蛋白消化不良，这时应适当减少奶量或将奶冲稀；如果大便中多泡沫，则表示碳水化合物消化不良，就必须减少甚至停止喂食淀粉类的食物；如果婴儿的大便外观如奶油状，则显示脂肪消化不良，父母应减少孩子油脂类食物的摄入量。

> " 大便臭秽为肠腑湿热；大便酸臭为伤食积滞；便稀无臭为虚寒腹泻。矢气频作臭秽者，多为肠胃积滞。 "

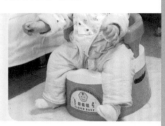

在临床上，经常有家长询问我们为什么他们的孩子大便很臭？同时还告诉我们，他们的孩子口唇很红，容易上火，易口渴，小便也很黄。那么通常我们会告诉家长，孩子是热性体质，大肠积热。这类孩子要多吃蔬菜少吃肉，减少热性食物的摄入。

小便臊臭，多是体内湿热

要明白湿热，先应了解什么叫湿，什么叫热。所谓湿，即通常所说的水湿，它有外湿和内湿的区分。外湿是由于气候潮湿或涉水淋雨或居家潮湿，使外来水湿入侵人体而引起；内湿是一种病理产物，常与消化功能失调有关。所谓热，是一种热象。而湿热中的热是与湿同时存在的，或因夏秋季节天热湿重，湿与热合并入侵人体，或因湿久留不除而化热，或因"阳热体质"而使湿"从阳化热"，因此湿与热同时存在是很常见的。

体内湿热的孩子要少吃冷饮、甜食和油腻的食物，可以适当吃一些木瓜、冬瓜、赤豆等具有祛湿功效的食物。

所谓湿热，就是湿邪和热邪相合为病的一种证型。孩子湿热的一般表现形式为：肢体沉重，经常发热，并且发热时多在午后比较明显，这种发热的情况通常不会因为出汗而减轻；孩子的舌苔黄腻。同时，湿邪有侵袭孩子下部的特点，这样就表现为孩子的小便臊臭味比较重，大便通常有黏滞不爽的症状。另外，孩子的小便臊臭短赤多为湿热下注膀胱；孩子小便清长多为脾肾二脏虚寒。

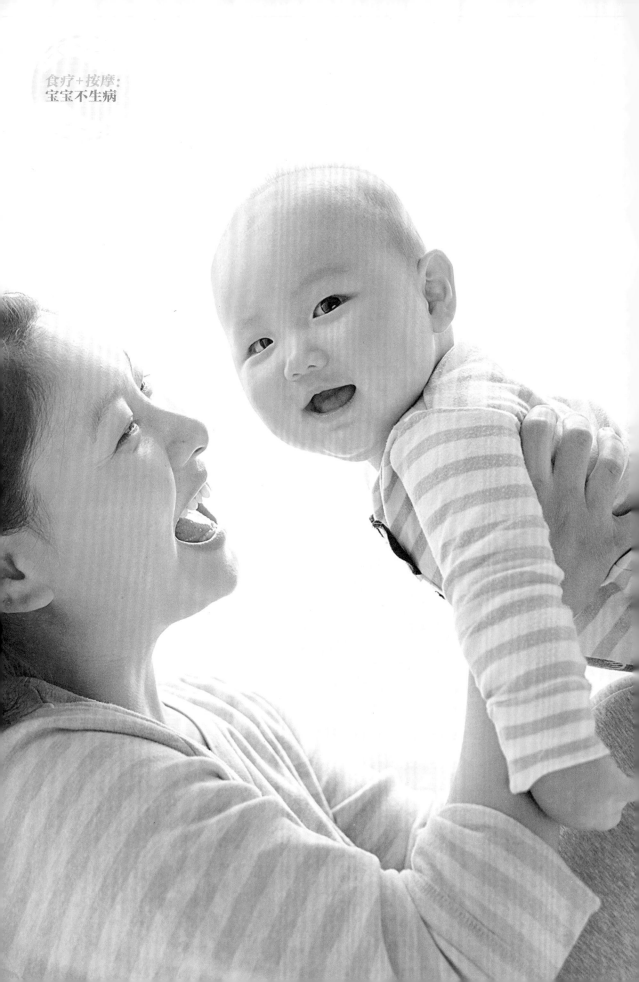

食疗+按摩：
宝宝不生病

第二章

少打针少吃药，
让孩子离疾病远远的

感冒、发热、咳嗽、呕吐……这些常见病几乎每个孩子都会遇到。孩子生病时，一家人都很急，既怕孩子遭罪，也怕药物的副作用。

其实孩子的常见病多是小病，父母如果想在家里给孩子治疗，首先要辨清孩子的病因，通过本章面诊漫画教各位爸爸妈妈迅速做出诊断，再根据病因施以恰当的食疗和按摩。这样做，孩子的病很快就能好，再也不用频繁地打针吃药了。

发热

发热是孩子最常见的症状之一。如果发热伴有流涕、喷嚏、轻微的咳嗽，多是感冒引起的。如果流清涕，发热且怕冷，多是风寒感冒；如果流脓涕，发热重，怕风，恶寒轻，多是风热感冒。

风寒、风热的区别，还可以看孩子的喉咙。如果扁桃体肿大，喉咙比较红的多是风热感冒，反之则是风寒感冒。如果发热伴有呕吐或者拉肚子的，那多是胃肠型感冒。还有一类感冒，我们称为流行性感冒，这类感冒起初全身症状就比较重，或者全身疼痛，多半是由别的小朋友传染来的。

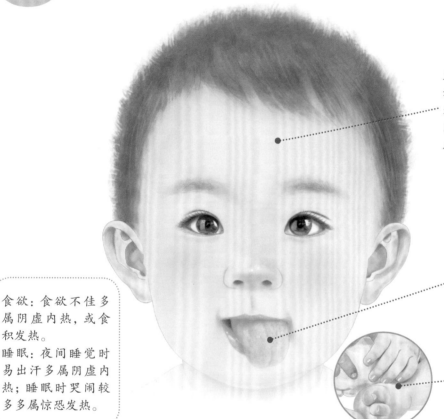

发热：低热多属食积发热；高热多属外感发热；发热时间常见于午后，多属阴虚内热。

舌象：舌苔薄白多属外感发热；舌红苔腻多属食积发热。

食欲：食欲不佳多属阴虚内热，或食积发热。
睡眠：夜间睡觉时易出汗多属阴虚内热；睡眠时哭闹较多多属惊恐发热。

手足：手足较热多属阴虚内热；指纹深紫多属食积发热。

✋ 发热忌口食物

鸡蛋：虽然鸡蛋所含的营养丰富，但不宜在发热期间多吃，这是因为鸡蛋内的蛋白质在体内分解后，会产生一定的额外热量，使机体热量增高，加剧发热症状。

蜂蜜：发热期间应以清热为主，不宜滋补。蜂蜜为益气补血之品，如果多服用，会使患儿内热得不到很好的清理，还容易并发其他病症。1岁以内孩子忌食蜂蜜。

冷饮：由不洁食物引起的传染病会导致胃肠道功能下降，多喝冷饮会加重病情，甚至使病情恶化。

辛辣：由于体温升高，体内新陈代谢旺盛，在此情况下乱吃姜、蒜、辣椒之类的温热辛辣食品，会以热助热，加重病情，不利于退热与早日康复。

发热食疗方

1 方 凉拌西瓜皮（1岁以上适用）

来源：民间验方

组方 西瓜皮100克，盐、白糖、醋各适量。西瓜皮削去绿皮，洗净切丁，加白糖、盐拌匀。腌制1小时，滤去腌液，用水略洗，淋上醋拌匀即可。

功效 西瓜皮清热、止渴，可有效改善宝宝的发热症状，适用于发热不退的孩子。

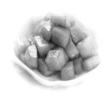

2 方 黄瓜豆腐汤（1岁以上适用）

来源：民间验方

组方 黄瓜半根，豆腐100克，盐适量。黄瓜洗净，切丝；豆腐切片；二者加水煎煮，加盐调味即可。

功效 黄瓜、豆腐同食清热、生津，适用于夏季发热的孩子。

3 方 红糖姜汤（1岁以上适用）

来源：民间验方

组方 生姜5片，枣干15克，红糖50克。将枣干洗净，红糖、枣干煎煮20分钟后，加入生姜片，盖严，再煮5分钟即可。

功效 生姜为温里药，所含的姜辣素和姜油能使血管运动，促进发汗，适用于脾胃虚寒、肺寒痰咳、风寒感冒引起的发热。

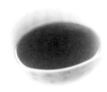

4 方 西瓜荸荠汁（2岁以上适用）

来源：民间验方

组方 荸荠5颗，西瓜1/4个。荸荠洗净削皮，切块；西瓜洗净去子，切块；二者榨汁即可。

功效 西瓜清凉解渴，荸荠质嫩多津，适用于缓解孩子发热后期心烦口渴、低热不退等症状。

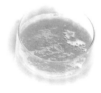

5 方 银花薄荷饮（3岁以上适用）

来源：民间验方

组方 金银花30克，薄荷10克，鲜芦根60克，白糖适量。金银花和芦根加水500毫升煮15分钟，再加入薄荷煮3分钟，煮好之后取汁液加白糖调匀，趁温热服用，每天3~4次。

功效 本方可缓解风热感冒导致的发热、咽干口渴等症。

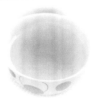

捏捏按按
不 发 热

 外感发热

按摩顺序

推三关 100 次

 自腕向肘部

↓

按揉外劳宫 30 次

↓

水底捞明月 10~20 次

↓

掐揉二扇门 5 次

↓

清肺经 100~300 次

 向无名指指根方向

 温馨提示

当孩子身体发热、怕冷、舌苔薄白、鼻塞、流涕，并且有头痛的感觉，那么基本可以判断为外感发热。

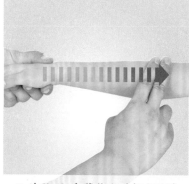

三关位于前臂桡侧（拇指侧），腕横纹至肘横纹成一直线。

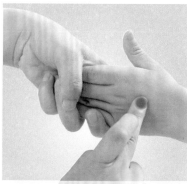

外劳宫位于手背面，第2、第3掌骨之间，掌指关节后0.5寸处。

① 推三关：用拇指桡侧面或食指、中指指面自腕向肘部推三关 100 次。

② 按揉外劳宫：用拇指指端按揉外劳宫 30 次。

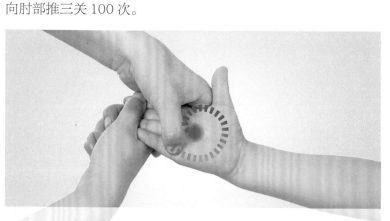

水底穴位在小指根，明月指内劳宫。

③ 水底捞明月：掌心向上，用中指或拇指，指端蘸水，由小拇指指根经掌小横纹、小天心推至内劳宫，边推运边吹凉气，操作 10~20 次。

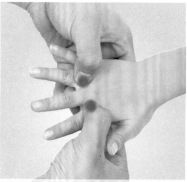
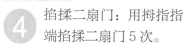

二扇门位于手掌背中指指根两侧凹陷处。

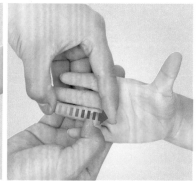

肺经位于无名指末节螺纹面。

④ 掐揉二扇门：用拇指指端掐揉二扇门 5 次。

⑤ 清肺经：向无名指指根方向推肺经 100~300 次。

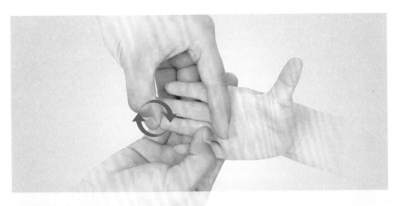

肺经位于无名指末节螺纹面。

1 补肺经：用拇指螺纹面旋推肺经 300 次。

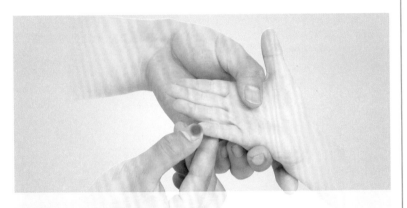

肾顶位于小指指端处。

2 揉肾顶：用拇指指端揉肾顶 100 次。

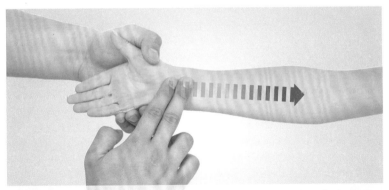

天河水位于前臂掌侧正中，自腕横纹中点至肘横纹中点成一直线。

3 清天河水：用食指、中指指面自腕向肘直推天河水 100 次。

 阴虚内热

按摩顺序

补肺经300次

无名指末节螺纹面

⬇

揉肾顶100次

小指指端处

⬇

清天河水100次

自腕向肘部

⚠ 温馨提示

如果孩子手足较热，夜间睡觉时很容易出汗，食欲不好，更明显的是发热时间多在午后，那么应该可以判断是阴虚内热。

食积发热

按摩顺序

掐运内八卦100次

 顺时针

↓

清肺经100次

↓

摩腹3~5分钟

 顺时针

↓

退六腑100次

↓

清天河水100次

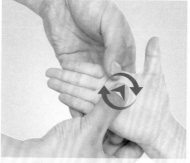

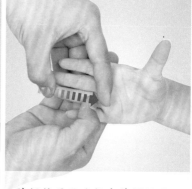

内八卦是以掌心为圆心，从圆心至中指指根横纹约2/3处为半径所作的圆周。

肺经位于无名指末节螺纹面。

1 掐运内八卦：用拇指指端顺时针掐运内八卦100次。

2 清肺经：向无名指指根方向直推肺经100次。

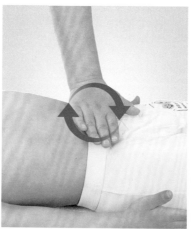

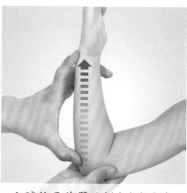

六腑位于前臂尺侧（小指侧），从肘横纹至腕横纹成一直线。

3 摩腹：用手掌面顺时针摩腹3~5分钟。

4 退六腑：用拇指指面或中指指面自肘向腕直推六腑100次。

 温馨提示

食积发热最显著的特征是便秘和厌食，如果仔细观察，你会发现孩子的舌红苔燥、指纹深紫。此外，食积引起的发热多不是高热，同时腹部热盛。

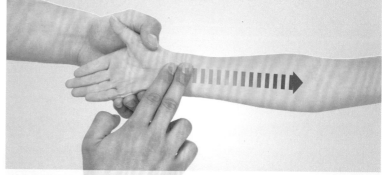

天河水位于前臂掌侧正中，自腕横纹中点至肘横纹中点成一直线。

5 清天河水：用食指、中指指面自腕向肘直推天河水100次。

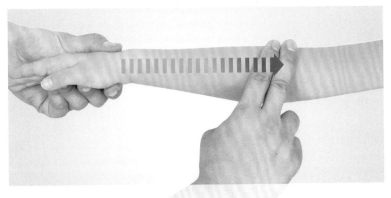

三关位于前臂桡侧（拇指侧），腕横纹至肘横纹成一直线。

① 推三关：用拇指侧面或食指、中指指面自腕向肘推三关100次。

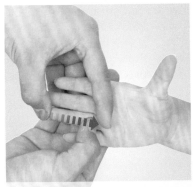

肺经位于无名指末节螺纹面。

② 清肺经：向无名指指根方向直推肺经200次。

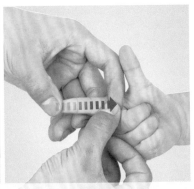

肝经位于食指末节螺纹面。

③ 清肝经：由食指指端向指根方向直线推动100次。

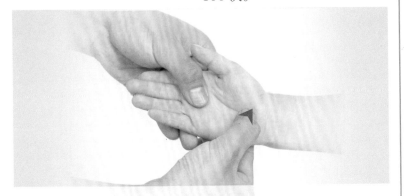

小天心位于手掌面大小鱼际交接处凹陷中。

④ 掐揉小天心：用拇指指端掐揉小天心10~20次。

惊恐发热

按摩顺序

推三关100次

 自腕向肘部

清肺经200次

 向无名指指根方向

清肝经100次

食指指末节螺纹面

 食指端向指根方向

掐揉小天心10~20次

 温馨提示

如果孩子受到了惊吓，除了发热外，大多睡不好，睡眠时哭闹会很重，而且稍不注意就会再次受惊，家长一定要注意。

孩子的体温达到多少度算发热

世界卫生组织（WHO）提供的人体正常体温参考值如下：耳温35.8~38℃，腋温34.7~37.3℃，口温35.5~37.5℃，肛温36.6~38℃。发热（以口腔温度为标准）可分为：低热37.3~38℃，中度热38.1~39℃，高热39.1~41℃，超高热41℃以上。

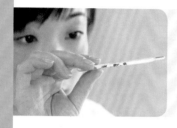

"
随着年龄的增长，体温有逐渐降低的趋势，大约每增长10岁，体温约降低0.05℃。
"

给孩子测体温可以用什么工具

如果使用玻璃水银体温计，记得把水银柱甩到35℃以下，在每次测量后用酒精棉球拭擦体温计，再用冷水冲净。

宝宝发热时，监测体温很重要。目前市售体温计常见的有：玻璃水银体温计、电子体温计、耳温枪。

玻璃水银体温计测量准确，价格又便宜，所以是中国家庭最常用的。但是玻璃水银体温计容易碎裂，水银挥发被人体吸收可能导致急性汞中毒，因此美国儿科学会建议儿科逐渐停止使用玻璃水银体温计。在美国和欧盟国家也早已经禁止生产销售玻璃水银体温计。所以，我们建议如果经济条件许可，可以购买正规厂家生产的电子体温计或耳温枪。电子体温计也较准确，价格也合适，但测量时间比较长，如果宝宝不配合就不容易测准。耳温枪的价格相对较高，但是测量时间短，不需要宝宝长

体温要在孩子情绪激动、喝冷饮或热饮、剧烈运动及洗澡30分钟后再测量。

时间配合，测量结果也比较准确。但是不管哪种体温计都可能有一定的误差，父母在就诊时，最好向医生说明什么时间用哪种体温计测的，比如"下午4点用耳温枪，39.2℃"，等等。此外，我们还提倡父母用笔记录一下宝宝在生病时吃药、体温、大小便时间等信息，方便医生诊治。

不同部位的体温测量方法

腋下 测温时，应把玻璃水银体温计水银端放到腋窝处夹紧，5~10分钟后取出读数。

口腔 将电子体温计（避免使用玻璃水银体温计）感应端置于舌下。静置1分钟发出"哔"声后，取出读数。

外耳道 将电子体温计感应端放于外耳道。在测量时，3岁以内的孩子要把耳郭向下向后拉，3岁以上的孩子要把耳郭向上向后拉。不推荐3个月以内的宝宝用本方法测体温。

白细胞总数（WBC）和中性粒细胞百分比（N%）： *可以通过两项初步判断是细菌感染还是病毒感染。WBC和N%的值明显上升，可能存在细菌感染；WBC正常或低于正常值，可能存在病毒感染。*

序号	项目	中文名称	结果	单位	范围	标志
1	WBC	*白细胞总数	7.44	x10^9/L	4.0 - 10.0	
2	NEUT%	中性粒细胞百分比	71.2	%	50.0 - 70.0	
3	LYMPH%	淋巴细胞百分比	24.9	%	20.0 - 40.0	
4	MONO%	单核细胞百分比	3.1	%	3.0 - 8.0	
5	EO%	嗜酸细胞百分比	0.7	%	0.5 - 5.0	
6	BASO%	嗜碱细胞百分比	0.1	%	0.0 - 1.0	
7	NEUT#	中性粒细胞绝对值	5.30	x10^9/L	2.0 - 7.0	
8	LYMPH#	淋巴细胞绝对值	1.85	x10^9/L	0.8-4.0	
9	MONO#	单核细胞绝对值	0.23	x10^9/L	0.3-0.8	↓
10	EO#	嗜酸细胞绝对值	0.05	x10^9/L	0.05 - 0.50	
11	BASO#	嗜碱细胞绝对值	0.01	x10^9/L	0.00 - 0.10	
12	RBC	*红细胞总数	4.86	x10^12/	3.5 - 5.5	
13	HGB	*血红蛋白	151	g/L	110-160	
14	HCT	*红细胞压积	43.0	%	37 - 49	
15	MCV	*平均红细胞体积	88.5	fl	82 - 95	
16	MCH	*平均红细胞血红蛋白含量	31.1	pg	27 - 31	↑
17	MCHC	*平均红细胞血红蛋白浓度	351	g/L	320-360	
18	RDW-CV	红细胞体积分布宽度	12.8	%	11.6-14.8	
19	RDW-SD	红细胞体积分布宽度	40.8	fL	37-53	
20	PLT	*血小板总数	242	x10^9/L	100-360	
21	MPV	平均血小板体积	10.6	fL	9.4-12.5	
22	PCT	血小板压积	0.26	%	0.108-0.282	
23	PDW	血小板体积分布宽度	12.9	fl	15.5-18.1	↓
24	P-LCR	大血小板比率	30.7	%	13-43	

怎么判断发热是病毒性的还是细菌性的

　　孩子感冒发热，常常需要做血常规和C反应蛋白（CRP）检查，其目的主要是区分病毒感染和细菌感染。C反应蛋白（CRP）是判断感染严重程度的常用指标。正常参考值为0~10毫克/升，炎症反应的数小时内CRP会急剧上升，2~3天达到高峰，病情好转后逐渐下降到正常值。血常规和CRP都是医生的重要参考依据，但是采血时间、某些药物的使用等都会影响检查结果，因此在临床上还需要综合考虑患儿病史、病情等多种因素，这样才能做出准确的诊断。

在家给孩子降温需要注意哪些事情

　　一般来说，孩子的体温在38.5℃以下时，多采用物理降温的方法，可用温水(37℃左右)擦拭孩子额头、颈部、腋下、腹股沟等部位，或者给孩子洗温水浴。禁止使用酒精给宝宝擦浴；禁止使用冰枕，否则容易发生局部冻伤。进行物理降温时，如果宝宝有全身发抖、痛苦烦躁、口唇发紫等表现，需要立即停止。

　　如孩子体温超过38.5℃，或者伴有神志不清、呕吐、腹泻甚至抽筋的情况，请尽快去医院就诊。无论什么原因，孩子发热如果超过3天，都请到医院就诊。

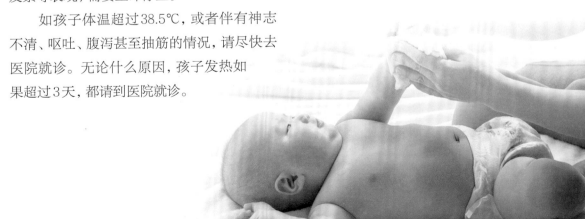

咳嗽

咳嗽是孩子的常见症状之一，也是呼吸系统疾病的共有症状。咳嗽以冬春季节发病率最高，多见于3岁以下的孩子。

从西医的角度来看，孩子容易患呼吸系统疾病、容易咳嗽的原因有：孩子的鼻腔内鼻毛较少，不能有效地将空气过滤并且加温加湿；呼吸道免疫因子功能较弱；年龄较小的孩子冷暖不能自调，不能及时增减衣物。

出汗：恶寒无汗多属风寒；微汗多属风热。

鼻涕：鼻流清涕多属风寒咳嗽，或为感冒；鼻流浊涕多属风热咳嗽。

舌象：舌苔薄白多属风寒；舌质红，苔薄黄多属风热。

咽喉：咽喉痒，多属风寒；咽喉肿痛，多属风热，或感冒。

痰：痰稠色黄，多属风热；痰白清稀，多属风寒；干咳无痰，多属肺燥，或为咽炎所致。

咳嗽声：咳嗽伴有呼吸急促，剧烈咳嗽、咳痰，甚至胸痛的多属肺炎；咳嗽伴有喉中哮鸣声的多属哮喘；咳嗽阵作，并有回声，常为百日咳；咳声嘶哑，呼吸困难如犬吠声，常见于喉炎；咳声清扬多属风热；咳声重浊，多属风寒。

咳嗽忌口食物

风寒咳嗽：忌醋、瓜子、花生等。

肺热咳嗽：忌红枣、牛羊肉、核桃仁等。

肺燥咳嗽：忌橘子、生姜、辣椒等。

咳嗽食疗方

1 方 白萝卜汁（10个月以上适用）

来源：民间验方

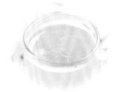

组方 白萝卜半个，冰糖适量。白萝卜切片，榨汁，放入冰糖后加热，温热服下，每天3次。

功效 白萝卜利咽化痰、清热生津，能起到很好的止咳作用，适用于咳嗽痰稠、身热多汗的孩子。

2 方 炖盐橙（1岁半以上适用）

来源：民间验方

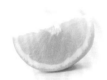

组方 橙子1个（最好选用表皮没有打蜡的橙子），洗净。将橙子上1/4处切开，放入少量盐，用牙签将橙子盖固定好，放在碗里，隔水炖15分钟。去皮食橙肉。

功效 本方适用于干咳无痰或痰少黏稠难咳。

3 方 白菜根陈皮饮（2岁以上适用）

来源：民间验方

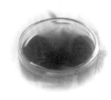

组方 白菜根、陈皮各适量。白菜根、陈皮洗净，放入锅内，加适量清水，煎煮熟取汁即可。

功效 白菜根可清热凉血，陈皮止咳化痰，二者同饮适用于咳嗽痰多的孩子。孩子用陈皮，每次3克左右即可。

4 方 梨藕二汁饮（2岁以上适用）

来源：民间验方

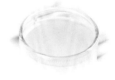

组方 鲜藕、梨各250克，白糖适量。藕洗净，去皮切片；梨洗净，去皮和核，切块。将藕片、梨块放入榨汁机中榨汁，榨好的汁过滤后调入白糖即可。

功效 本方有润肺生津、清热化痰的功效，适用于风热咳嗽的孩子。

5 方 川贝炖梨（3岁以上适用）

来源：民间验方

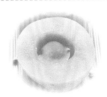

组方 梨1个，川贝粉、冰糖各适量。梨洗净去皮，剖开去核，加入川贝粉、冰糖，放入锅中隔水蒸软即可，趁温食用。

功效 本方适用于干咳而没有痰的孩子。每次用川贝粉3克左右即可。

捏捏按按
不 咳 嗽

一般咳嗽

按摩顺序

补肺经300次

↓

推膻中100次

↓

掐运内八卦100次

 顺时针

↓

按揉乳旁、乳根各50次

↓

总收法

 温馨提示

晨起和夜晚躺下时咳嗽和咳痰较多的孩子，可以每天晨起和睡前用被子在床上垫出一个斜坡，使孩子俯卧于床上，头向下10分钟左右，促进痰液排出。

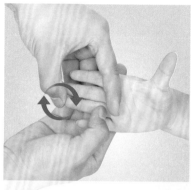

肺经位于无名指末节螺纹面。

 补肺经：用拇指螺纹面旋推肺经300次。

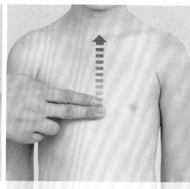

膻中位于胸部前正中线上，两乳头连线的中点。

 推膻中：用拇指桡侧缘或食指、中指螺纹面自膻中向上直推至天突100次。

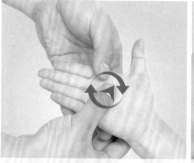

内八卦是以掌心为圆心，从圆心至中指指根横纹约2/3处为半径所作的圆周。

 掐运内八卦：用拇指指端顺时针掐运内八卦100次。

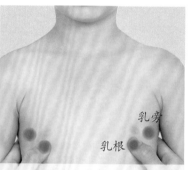

乳旁

乳根

乳旁位于乳头外旁开0.2寸处；乳根位于乳头直下，乳房根部，第5肋间隙处。

 按揉乳旁、乳根：用拇指螺纹面按揉乳旁、乳根各50次。

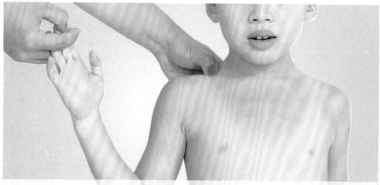

肩井位于大椎与肩峰端连线的中点。

⑤ 总收法：用左手拇指或食指、中指按揉肩井，右手拿住其同侧手指，屈伸肘腕并摇动其上肢20次。

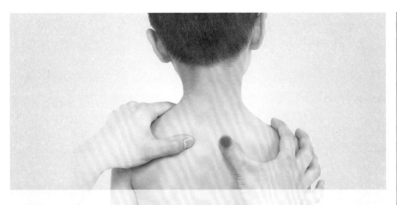

肺俞位于背部，第3胸椎棘突下，旁开1.5寸。

1 按揉肺俞：用拇指螺纹面按揉肺俞100次。

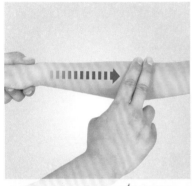

三关位于前臂桡侧（拇指侧），腕横纹至肘横纹成一直线。

2 推三关：用拇指桡侧面或食指、中指指面自腕向肘部推三关100次。

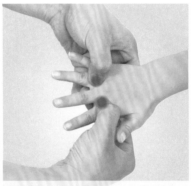

二扇门位于手背中指根本节两侧凹陷处。

3 掐揉二扇门：用拇指指端掐揉二扇门100次。

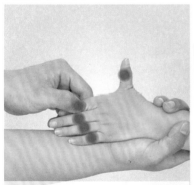

五指节位于手背五指近端指间关节横纹处。

4 按揉五指节：用拇指指端依次按揉五指节各10~20次。

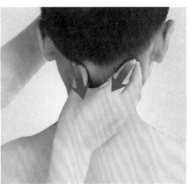

风池位于颈后枕骨下大筋外侧凹陷中。

5 拿捏风池：拇指、中指相对用力拿捏风池5~10次。

外感风寒咳嗽

按摩顺序

按揉肺俞100次

推三关100次

 自腕向肘

掐揉二扇门100次

手背中指根本节两侧凹陷处

按揉五指节各10~20次

拿捏风池5~10次

颈后枕骨下大筋外侧凹陷中

! 温馨提示

外感风寒型咳嗽的孩子舌苔薄白，会有咳痰清稀、鼻塞涕清、头身疼痛、恶寒不发热或微热、无汗、口不渴等症状。

外感风热咳嗽

按摩顺序

清肺经200次

⬇

掐揉精宁20次

⬇

按揉丰隆50次

⬇

清天河水100次

 自腕向肘

⬇

退六腑100次

 自肘向腕

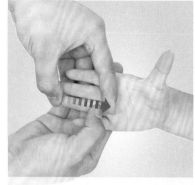

肺经位于无名指末节螺纹面。

 清肺经：向无名指指根方向直推肺经200次。

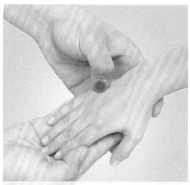

精宁位于手背第4、第5掌骨之间的缝隙中。

 掐揉精宁：用拇指指甲掐揉精宁20次。

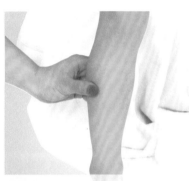

丰隆位于小腿外侧，外踝尖上8寸，胫骨外侧2横指。

 按揉丰隆：用拇指螺纹面按揉丰隆50次。

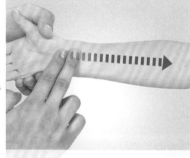

天河水位于前臂掌侧正中，自腕横纹中点至肘横纹中点成一直线。

 清天河水：用食指、中指指面自腕向肘直推天河水100次。

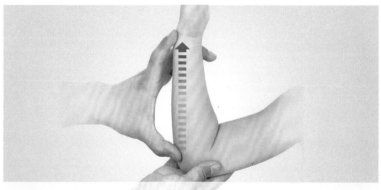

六腑位于前臂尺侧，从肘横纹至腕横纹成一直线。

退六腑：用拇指指面或中指指面自肘向腕直推六腑100次。

 温馨提示

外感风热型咳嗽的孩子，舌苔薄黄，会有痰色黄稠、咳痰不畅、发热恶风、出汗、鼻流浊涕、咽喉干痛或痒、口渴、小便黄赤等症状。

孩子咳嗽时要找准病因

咳嗽表现	其他症状	可能患有的疾病
频繁且较深的干咳，咳出白痰或黄痰	发热，呕吐，食欲下降，喉间痰鸣	急性支气管炎
犬吠样咳嗽，声音嘶哑和吸气性呼吸困难	发热，烦躁不安，出汗，口周发青	急性喉炎
阵咳明显，咳痰，喘息	持续高热，呕吐，腹痛，腹泻或腹胀	支气管肺炎
咳嗽较重，呈阵发性，初期干咳，后期分泌物增多，甚至可能带血丝	高热，厌食，头痛，胸痛，偶见恶心、呕吐和皮疹，皮疹呈丘疹或荨麻疹	支原体肺炎
阵发性、痉挛性咳嗽	低热或高热，盗汗，乏力，消瘦	肺结核
阵发性痉挛性咳嗽，终末有鸡鸣样呼气声	低热，流涕	百日咳
突然出现剧烈咳嗽	面色发紫，呼吸困难，发现有异物吸入	支气管异物
初起时为轻微干咳，很快出现喘息、呼气性呼吸困难的症状	烦躁不安，鼻翼煽动，口唇指趾青紫，出汗	支气管哮喘哮喘性支气管炎

给孩子止咳勿滥用止咳糖浆

　　孩子咳嗽了，家长往往自行给其服用止咳糖浆，结果往往适得其反——孩子久咳不愈，有的孩子甚至咳嗽加剧。

　　其实，在选择具体的药物前，首先应该由医生确诊，找出引起咳嗽的原因。如果是感染引起的咳嗽，首先要控制感染；如果是过敏引起的咳嗽，要进行抗过敏治疗；如果是痰多引起的咳嗽，要使用祛痰药。

　　轻微的咳嗽，一般是由上呼吸道感染引起的，不需要吃咳嗽药。感冒好了，咳嗽自然也会好了。咳嗽不严重，但是痰比较多时，可以用化痰的药物。如果孩子有明显的过敏史，咳嗽频繁，还要考虑增加使用抗过敏的药物。此外，2岁以下的孩子尽量不要单独使用中枢性镇咳药物，比如可待因。

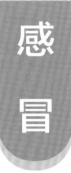

在治疗孩子感冒时，首先要区分风寒和风热，家长可以根据孩子的咽部红与不红来做初步判断。咽部不红的多是风寒感冒；咽部红或肿痛的多是风热感冒，临床上以热证偏多。

风寒感冒表现为：发热，明显怕冷，孩子喜欢靠在妈妈怀里，无汗，可伴有头身疼痛，鼻流清涕，喷嚏，咽不红，舌苔薄白的症状。

风热感冒表现为：发热较重，无明显怕冷，有汗出，伴鼻塞，流黄浊涕，咽红或痛，舌苔薄黄的症状。

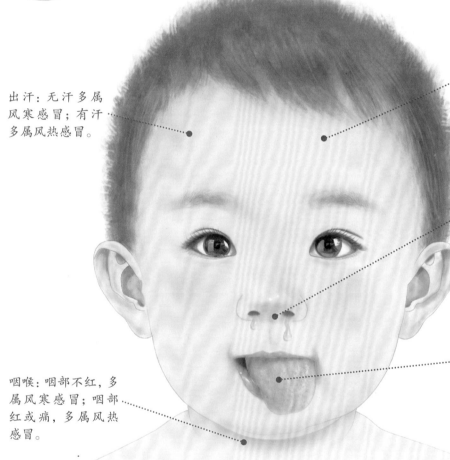

出汗：无汗多属风寒感冒；有汗多属风热感冒。

发热：发热或轻或重，明显怕冷，多属风寒感冒；发热为主，无明显怕冷，多属风热感冒。

鼻涕：鼻流清涕多属风寒感冒；鼻流浊涕多属风热感冒。

舌象：舌质淡红，苔薄白多属风寒感冒；舌质红，苔薄黄多属风热感冒。

咽喉：咽部不红，多属风寒感冒；咽部红或痛，多属风热感冒。

感冒忌口食物

风寒感冒：不宜吃油腻、黏滞、酸腥的食物，忌吃生冷性属寒凉的食物，如鸭肉、螃蟹、生荸荠、生藕、生黄瓜、生萝卜、芹菜、绿豆芽、马兰头、西瓜、香蕉等。

风热感冒：不宜吃油腻、黏滞、酸腥的食物，忌吃性热味辛辣的食物，如羊肉、牛肉、海参、鸡肉、荔枝、红枣、樱桃、生姜、辣椒等。

感冒食疗方

1

方 葱白生姜粥（1岁以上适用） 来源：《惠直堂经验方》

组方 葱白2根，生姜5片，糯米30克。葱白、糯米洗净，生姜片捣碎，加水煎煮成粥，趁热服。

功效 本方具有发散风寒的功效，适用于治疗风寒感冒的孩子。

2

方 生姜红糖茶（2岁以上适用） 来源：民间验方

组方 生姜2片，红糖10克，葱（连头须）1根。生姜、红糖放入锅中，加适量水，小火煎煮5分钟。加入葱，再煎煮5分钟。趁温热服用。

功效 本方辛温解表，止咳化痰，适用于风寒感冒或伴咳嗽的孩子。

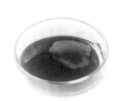

3

方 腐竹粥（2岁以上适用） 来源：《验方新编》

组方 大米50克，腐竹5克。将腐竹泡发，切段，与淘净的大米一起放入锅中，加水煲粥即可。

功效 本方清热，可去胃肠积滞、利尿，适用于风热感冒的孩子。

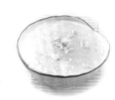

4

方 陈皮白粥（2岁以上适用） 来源：民间验方

组方 大米50克，陈皮3克。将大米淘净，加适量水煲成稀粥，粥熟时加入陈皮，再煲10分钟左右。捞去陈皮，食粥即可。

功效 本方解表散寒，润肺止咳，适用于风寒感冒引起痰少咳嗽的孩子。

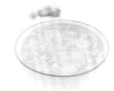

5

方 三物饮（3岁以上适用） 来源：《太平惠民和剂局方》

组方 香薷10克，厚朴、白扁豆各5克，白糖适量。香薷、厚朴剪碎，白扁豆炒黄捣碎，放入保温杯中，以开水冲泡，盖严温浸1小时后加白糖调味。每天1剂，分2次饮服。

功效 本方发汗解表，化湿和中，适用于夏季感冒伴吃饭不香、腹胀的孩子。

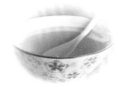

捏捏按按
不 感 冒

按摩顺序

开天门30~50次

 向上

推坎宫50~100次

运太阳50~100次

揉耳后高骨30次

按揉风池50~100次

按揉风门50~100次

按揉大椎50~100次

总收法

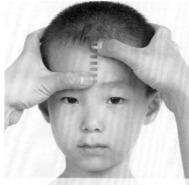 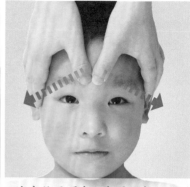

天门位于两眉中间至前发际成一直线。

坎宫位于眉部，自眉头起沿眉向眉梢成一直线。

1 开天门：两手拇指自两眉头之间向上直推至额上前发际处30~50次。

2 推坎宫：两手拇指螺纹面自眉头向眉梢分推坎宫50~100次。

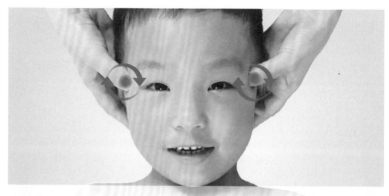

太阳位于眉梢与外眼角之间，向后约1横指的凹陷处。

3 运太阳：用拇指指端揉运太阳50~100次。

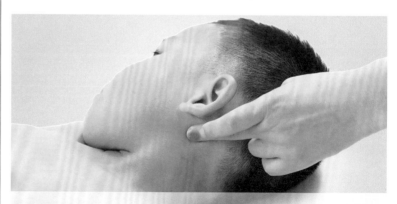

耳后高骨位于耳后入发际高骨下凹陷处。

4 揉耳后高骨：双手中指指端揉耳后高骨30次。

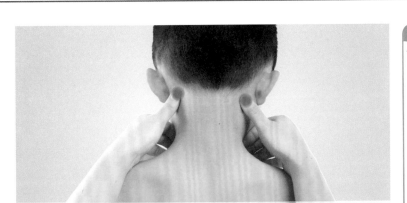

风池位于颈后枕骨下大筋外侧凹陷中。

5 按揉风池：用双手从后面抱住孩子头部，拇指放在枕骨之下，胸锁乳突肌与斜方肌上端之间的凹陷处，按揉50~100次。

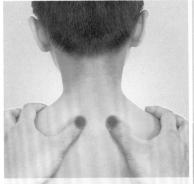

风门位于第2胸椎棘突下，旁开1.5寸。

6 按揉风门：用双手拇指按揉50~100次。

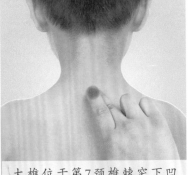

大椎位于第7颈椎棘突下凹陷中。

7 按揉大椎：用拇指按揉50~100次。

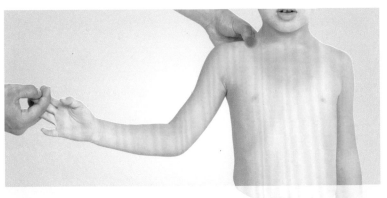

肩井位于大椎与肩峰端连线的中点。

8 总收法：左手拇指或食指、中指按揉肩井，右手拿住其同侧手指，屈伸肘腕并摇动其上肢2~3次。

 温馨提示

● 普通感冒本身有其自然发展、痊愈的过程，病程有的3~5天，有的要7~10天，这一时期，只要家长按时给孩子做治疗，护理得当，配合一些按摩手法，孩子是可以安全度过的。

● 给孩子按摩时，应由家人扶抱或仰卧位。可每天按摩2次，按摩后以微汗出、自觉舒适为宜，切勿发汗太过。每次按摩后宜盖被子保暖（发热时不宜盖被捂汗），避免再次受风。

● 按摩配合中药治感冒有比较好的疗效，如金银花、连翘、板蓝根等清热解毒中药，藿香、薄荷、鲜芦根等解表药，家长可根据具体情况选用。

温馨提示

孩子感冒期间，饮食宜清淡，多食容易消化的软饭或半流质食物，如白粥、蔬菜肉粥等，并且适宜多喝温开水。

孩子感冒一般多久才能好

吃感冒药并不能预防感冒的发生和阻止病情的发展，对于6岁以下的孩子，并不建议使用复方感冒药来"治病"。

普通感冒一般3~4天就会有所缓解，如果孩子的体温持续不退或病情加重，父母应考虑炎症已经波及其他部位，需要及时送孩子去医院做进一步治疗。在诊断感冒时，要与某些急性传染病的早期及流感鉴别，以免误诊失治。感冒症状一般持续7~10天，有时可持续2周左右，咳嗽往往是最晚消失的症状，常常会持续几周。及早治疗可缩短感冒的病程，缓解症状，也可预防疾病进一步发展。

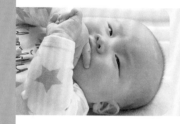

" 出现这些症状需要去医院：高热不退，精神萎靡不振，咳嗽加重，头痛，呕吐，腹痛，腹泻，惊厥。 **"**

感冒老不好，增强体质是关键

在临床上，我们经常见到反复感冒的孩子，他们的体质往往比健康的孩子虚弱很多，具体的表现就是出汗多，吃饭不香，身材瘦弱，肌肉松软，面色萎黄或苍白，经常腹泻等。孩子体质虚弱的原因有很多种，比如早产，过早断奶，营养不良，脾胃运化能力比较弱，户外活动比较少，晒太阳的时间比正常的孩子少，或者长期服用某些药物损伤了正气等。

感冒过后，孩子的身体经过了与病邪的交战，能量消耗大，也会损伤正气，尤其是肺脾之气。现代研究表明，脾虚孩子的细胞免疫和体液免疫功能均比健康孩子低下。肺脾之气不足，抵抗力自然就弱，这样就给感冒提供了"温床"，所以在环境温度变化的时候，容易再次患上感冒。很多家长忽视了感冒过后的阶段，没有及时给孩子继续调理以增强体质。

中医认为，反复感冒的调养要从肺脾两脏着手，通过补肺健脾益气的方法，达到增强食欲，促进吸收，扶正固本，增强抵抗力，减少感冒发生次数的效果。这里提供一个感冒恢复期调理脾胃的方子：怀山药15克，炒鸡内金3克，熬水，每天喝2小杯，连用3天即可（3岁以上孩子适用）。

普通感冒和流行性感冒的区别

普通感冒：一般起病较缓，发热不会超过39℃，常呈散发性，一年四季都有可能发生。病情较轻，症状不重，多无传染性。上呼吸道症状如咳嗽、咽痛、胸闷等比较明显，头痛、全身酸痛、畏寒、发热等较轻。一般经5~7天可痊愈。

流行性感冒：流感则起病比较急，体温常超过39℃，有明显的传染性及流行性，好发于冬季，以经常形成区域性流行为其主要特征。上呼吸道症状较轻，伴有高热恶寒，无汗，或汗出仍高热不退，目赤，咽红，或见扁桃体肿大，头痛，全身肌肉疼痛，嗜睡，精神萎靡，或恶心呕吐等症状。有的孩子还常有腹痛、腹胀、腹泻、呕吐等消化系统症状，甚至发生惊厥。

为什么孩子容易患呼吸系统疾病

预防感冒要做到让孩子养成多喝水的习惯，早晚用正确的方式给孩子清洗鼻腔，在流感流行的季节，出门时给孩子戴口罩。

孩子呼吸系统的发育不像我们成人那么完善，呼吸道的免疫功能也比较差。从孩子的鼻子开始说，他们的鼻腔比较短，鼻毛比较少，黏膜柔嫩，这样的生理结构造成他们对一些有害物质的过滤不像成人那么好，因此更容易发生呼吸系统的疾病。

另外孩子的后鼻道狭窄，咽部、喉部还有气管和支气管相对我们成人来说比较细小，而且血管网比较丰富，所以在发生呼吸系统疾病的时候就很容易出现呼吸困难，甚至呼吸衰竭的症状。

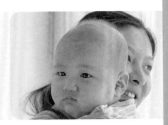

> 小儿脏腑娇嫩，肺常不足，口鼻通于肺，加上免疫力较弱，气候变化时，肺部很容易被感染，从而导致呼吸系统疾病。

防治感冒的4个误区

1.流感疫苗保平安：接种疫苗仅能预防某一类型流感病毒引起的感冒，而引起感冒的病毒有很多，所以家长不能认为注射流感疫苗就无"后顾之忧"了。

2.感冒忌食蛋白质：有的家长认为宝宝患了感冒只能清淡饮食，要多吃些米汤、面条之类，忌食肉类、鸡蛋、牛奶等。其实疾病会增加机体能量的消耗，导致体质下降。所以只要宝宝不发热，就可以吃些营养丰富、易于消化的食物，如鱼、牛奶、鸡蛋、水果、豆腐等。

3.怕受凉要加厚衣：有的家长抱着"汗出热必退"的态度给发热的孩子穿上厚厚的棉衣。然而，衣着过多或盖被过厚都会使宝宝大汗淋漓，致使体内丧失更多的水分，严重时还会发生脱水热。此外，孩子的体温调节中枢未发育完全，"捂汗"会使热不易散发，反而使体温更高，甚至会引发高热惊厥。

4.感冒时要多用药：一些家长在宝宝感冒后往往不加判断就给宝宝乱服用感冒药，把家里有的感冒药统统找出来给孩子吃，甚至几种抗生素混在一起用，以为多用药，宝宝的感冒就能好得快。但宝宝的感冒90%以上由病毒引起，在没有"证据"证明的情况下使用抗生素非但无用，反而会给宝宝带来多种副作用，影响其身体健康。

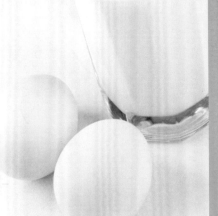

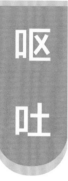

呕吐

不同疾病均可能引起呕吐。孩子呕吐是食管、胃或肠道呈逆蠕动并伴有腹肌强力痉挛和收缩，迫使食管和胃内容物从口和鼻涌出造成的。

孩子呕吐时，家长不要惊慌，因为单纯性呕吐是把过多生冷食物吐出来，也是机体的一种保护功能，而病态的呕吐一定要找准病因。

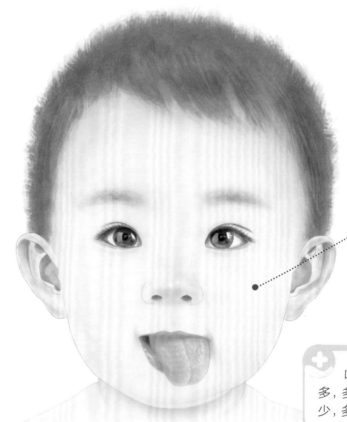

面色：面色苍白，多属寒吐；面赤唇红，多属热吐。

呕吐次数：呕吐次数多，多属寒吐；呕吐次数少，多属热吐。

饮食：食入不化，多属寒吐；口渴饮冷，多属热吐；脘腹胀满，多属伤食吐。
呕吐物：呕吐物少，无酸臭气，多属寒吐；呕吐物多，多属热吐；呕吐物有酸馊之气味、吐后得安，多属伤食。
排泄物：小便色赤、大便干，多属热吐；伴有腹泻，多是消化道感染所致。
情绪：烦躁不安，多属热吐或伤食。
其他症状：喜热恶寒，神疲肢冷，多属寒吐；发热，多属热吐；厌食，打嗝吞酸，多属伤食；有鼻塞、流涕等上呼吸道感染症状，多属感冒夹积。

呕吐忌口食物

刺激肠胃的食物：如胡椒、辣椒。

油腻、影响食欲的食物：如肥肉。

气味浓郁、易导致胃部不适的食物：如榴莲。

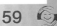

呕吐食疗方

1 方 **柠檬生姜饮**（1 岁以上适用）　　　　　　来源：民间验方

组方 柠檬 2 片，生姜、白糖各适量。柠檬、生姜洗净切块，加水榨汁，调入白糖即可。

功效 生姜能够增强消化能力，降逆、止呕，适用于呕吐的宝宝。

2 方 **姜枣汤**（2 岁以上适用）　　　　　　　来源：民间验方

组方 生姜 5 片，红枣 5 枚。生姜榨汁。红枣煮水，煮沸后再煮 15 分钟，待红枣水变温后，加入生姜汁搅拌均匀即可。每次喝半碗，每天服用 2~3 次。

功效 生姜、红枣同食能健脾温胃，适用于脾胃虚寒呕吐的宝宝。

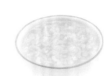

3 方 **米醋蛋**（2 岁以上适用）　　　　　　　来源：民间验方

组方 米醋 60 克，鸡蛋 1 个，白糖适量。将米醋煮沸，加入白糖，打入鸡蛋，待蛋熟即可。每天服用 2 次。

功效 米醋、鸡蛋同食能健胃消食，可缓解呕吐，增进食欲，适用于食欲缺乏的宝宝。

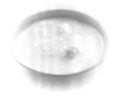

4 方 **生姜牛奶**（2 岁以上适用）　　　　　　来源：民间验方

组方 牛奶、生姜末、白糖各适量。将牛奶、生姜末、白糖混匀，煮沸即可。温热服，每天 2 次。

功效 生姜能有效地治疗腹泻、呕吐等，还能把体内的病菌、寒气一同带出，适用于腹部受凉后呕吐的宝宝。

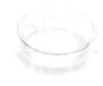

5 方 **山楂白糖饮**（2 岁以上适用）　　　　　来源：民间验方

组方 山楂 100 克，白糖 25 克。将山楂洗净去核，切碎，用少量水煎汁后，兑入白糖搅拌均匀。每天 2 次，每次 50 毫升，连服 3 天。

功效 山楂有消食、增进食欲的功效，适用于因食滞伤胃而呕吐的宝宝。

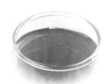

捏捏按按不呕吐

一般呕吐

按摩顺序

推膻中100次

↓

按揉内关100次

↓

摩腹5分钟

 顺时针

↓

按揉足三里30次

↓

飞经走气

 温馨提示

呕吐时要让孩子侧卧，以防止呕吐时食物呛入气管，避免引发吸入性肺炎或窒息。

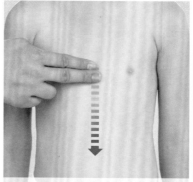

膻中位于胸部前正中线上两乳头连线的中点。

 推膻中：用食指、中指指面自膻中向下直推100次。

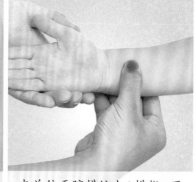

内关位于腕横纹上3横指，两条索状筋之间。

 按揉内关：用拇指指端按揉内关100次。

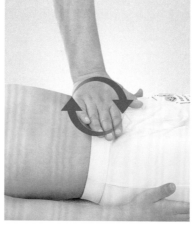

 摩腹：以一手掌面顺时针摩腹5分钟。

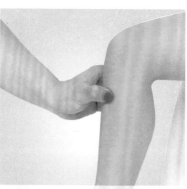

足三里位于小腿前外侧，当外膝眼下3寸，距胫骨前缘1横指。

按揉足三里：用拇指指端按揉足三里30次。

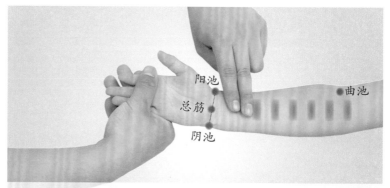

曲池位于肘横纹外侧凹陷中。总筋位于腕部掌侧横纹，正对中指处，腕横纹两端，拇指侧为阳池，小指侧为阴池。

 飞经走气：用右手拿住孩子手指，左手指从曲池弹击至总筋，反复几遍后，拿住阴池、阳池两穴，右手屈伸摆动孩子四指5次。

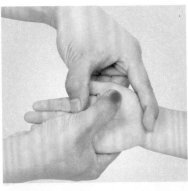 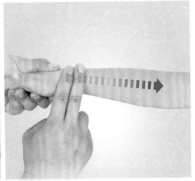

板门位于手掌大鱼际平面。　　　　三关位于前臂桡侧（拇指侧），腕横纹至肘横纹成一直线。

1 按揉板门：用拇指螺纹面按揉板门 100 次。

2 推三关：用拇指桡侧面或食指、中指指面自腕向肘推三关 300 次。

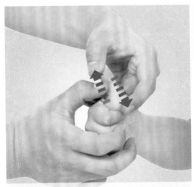 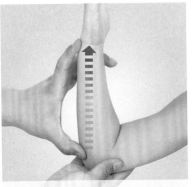

胃经位于拇指掌面近掌端第 1 节，即大鱼际桡侧赤白肉际处。　　　　六腑位于前臂尺侧，从肘横纹至腕横纹成一直线。

1 推胃经：用拇指螺纹面来回直推胃经 300 次。

2 退六腑：用拇指指面自肘向腕直推六腑 300 次。

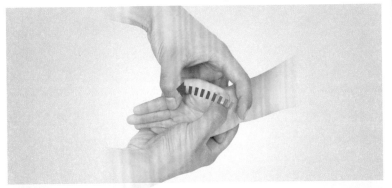

大横纹位于手掌面，是掌后的腕横纹。板门位于手掌大鱼际平面。

3 横纹推向板门：用拇指螺纹面从大横纹向板门直推 300 次。

寒吐

按摩顺序

按揉板门100次

推三关300次

热吐

按摩顺序

推胃经300次

退六腑300次

横纹推向板门300次

温馨提示

呕吐发作期间进食可能会加重症状，所以在孩子呕吐后，不要急着给孩子吃东西。如果有脱水现象，可以给孩子补充儿童专用低渗口服补液盐，少量频饮。

伤食吐

按摩顺序

按揉板门100~300次

手掌大鱼际平面

⬇

横纹推向板门300次

手掌面

⬇

推脾经100~300次

拇指末节螺纹面

⬇

清大肠300次

食指桡侧缘

⬇

摩腹5分钟

顺时针

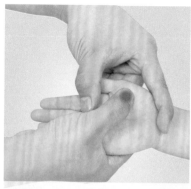

板门位于手掌大鱼际平面。

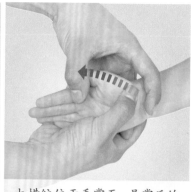

大横纹位于手掌面，是掌后的横纹。

① 按揉板门：用拇指螺纹面按揉板门100~300次。

② 横纹推向板门：用拇指螺纹面从大横纹向板门直推300次。

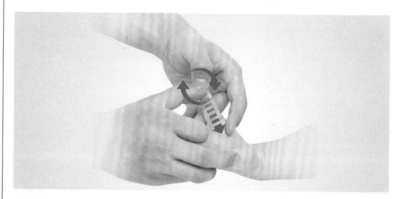

脾经位于拇指末节螺纹面。

③ 推脾经：先用拇指螺纹面向宝宝拇指指根方向直推脾经100~300次，再用拇指螺纹面旋推脾经100~300次。

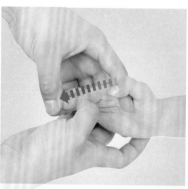

大肠经位于食指桡侧缘，自食指尖至虎口成一条直线。

④ 清大肠：用拇指螺纹面自指根向指尖方向直推大肠经300次。

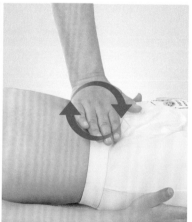

⑤ 摩腹：用手掌根顺时针摩腹5分钟。

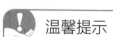

温馨提示

孩子呕吐时，父母要观察呕吐物的颜色和伴随症状，并且记录下来，以便就诊时向医生反映。

婴儿呕吐是病吗

喂完奶后，妈妈可将宝宝竖抱起来，使宝宝头靠在肩上，然后一手托住宝宝的腰，另一只手轻拍宝宝背部，直到宝宝打嗝。

婴儿吃奶后，乳汁自口角溢出，这种情况很正常，生长发育不会受到影响。这是由于婴儿还没有经历过直立，胃还是水平的位置，胃肠的发育还不健全，贲门括约肌松弛，加上哺乳过量、过急，吞咽过多空气会导致乳汁溢出，这并不是病态，无需特别担心，只需喂奶后轻拍后背，排除胃内气体即可，也就是我们常说的"拍奶嗝"。

如果有以下症状，要马上到医院诊治

剧烈呕吐，成喷射状，多提示有颅内病变，还常伴有神志的变化。

呕吐伴阵发性腹痛、腹胀、大便不通的症状，要防止肠道梗阻。

呕吐伴有胃痛，一段时间后转移至右下腹痛，应考虑阑尾炎的可能。

从呕吐物看孩子的病症

掐揉内关穴1~3分钟可快速止呕。让宝宝伸臂仰掌，在腕横纹上2寸的两筋之间，就是内关穴。

从呕吐物的颜色和性状来看：清淡、灰白色呕吐物多来自食管，是稍带黏性的水性分泌物和咽下的奶水，多见于贲门痉挛；黄绿色呕吐物多来源于胆汁，常提示十二指肠壶腹以下肠腔有梗阻；粪便性呕吐物是由于食物在小肠内停滞时间较长，经细菌和消化液的作用而产生臭味，常提示低位肠梗阻；血性呕吐物，如果是鲜血就是上消化道的动脉出血，如果是紫褐色的血则是静脉出血，如果是咖啡色呕吐物则说明胃内有陈旧性出血。

> ❝ 当孩子呕吐时，应取坐位或侧卧位，以防呕吐物吸入气管。呕吐较轻者，可进少量易消化流质或半流质食物；较重者应在医生的指导下选择止吐药后再进食。很多时候呕吐并不可怕，关键是明确病因。 ❞

孩子呕吐时应该怎么办

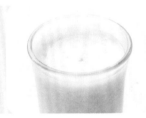

维持呼吸道畅通：在孩子吐得厉害时，呕吐物可能会从孩子的鼻子中喷出，注意及时清洁鼻腔，保持呼吸通畅。发生呕吐时，应该让孩子的身体向前倾或者侧卧，让呕吐物流出，避免造成窒息或者引起吸入性肺炎。

及时清洁口腔：用温水给孩子漱口，保持口腔清洁。

短暂禁食后给予清淡食物：在短时间内不要进食，等宝宝身体舒服一点了，再给予流质、易消化、清淡的食物。

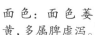

腹泻是孩子最常见的疾病之一，可由多种病因引起，临床上以大便次数增多、大便质地稀薄甚或如水样为特征。孩子腹泻多见于2岁以下的婴幼儿，而且年龄愈小，发病率愈高。发病时间无明显季节性，但以夏季和秋季最为多见。孩子在不同季节发生的腹泻，症候表现也会有所不同。

婴幼儿很容易发生腹泻。轻者治疗得当，预后良好；重者起病急骤，泻下过度，则易致气阴两伤；久泻迁延不愈者，则易转为营养不良。

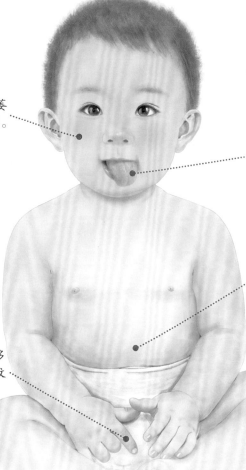

面色：面色萎黄，多属脾虚泻。

舌象：舌质淡，舌苔白腻，多属寒湿泻；舌质红，苔黄腻，多属湿热泻；舌苔厚腻或微黄，多属伤食泻；舌淡苔白，多为脾虚泻。

腹部：肠鸣腹痛，多属寒湿泻；腹痛时时发作，多属湿热泻；腹胀，便前腹痛，多属伤食泻。

指纹：指纹紫多属湿热泻；指纹淡多属脾虚泻。

饮食：食欲不佳多属湿热泻；呕吐，不思乳食，多属伤食泻。
排泄物：大便清稀，夹有泡沫，臭气不重，多为风寒泻；大便水样或蛋花样，量多次频，臭味很重，多属湿热泻；大便稀溏，气味酸臭，多属伤食泻；大便稀溏，色淡不臭，多属脾虚泻。

腹泻忌口食物

使肠内胀气的食物：黄豆、豆腐、豆浆、绿豆、赤豆等。

加速肠蠕动的食物：西瓜、梨、青菜、芹菜、菠菜、柚子、芦柑等。

含糖量较高的食物：糖果、巧克力、甜点等。

蛋白质含量较高的食物：鸡蛋、鸭蛋、肉末等。

脂肪含量较高的食物：肉类、奶油、动物内脏等。

腹泻食疗方

1 方 炖苹果泥（8 个月以上适用）

来源：民间验方

组方 苹果 1 个，去皮、核，切成薄片，放入碗内，隔水蒸 30 分钟，待苹果软烂，压碎即可。

功效 苹果能和胃生津，涩肠止泻，可以给腹泻的宝宝少量多次食用。

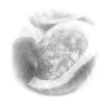

2 方 扁豆薏米山药粥（1 岁以上适用）

来源：民间验方

组方 扁豆、大米各 50 克，山药 60 克，薏米 30 克。扁豆、薏米、大米洗净，山药去皮切块。将扁豆炒熟，与薏米、山药块、大米同煮成粥食用。

功效 扁豆补脾利湿，山药和薏米都有调理脾胃的功效，本方适用于脾虚引起的腹泻。

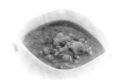

3 方 胡萝卜粥（1 岁以上适用）

来源：民间验方

组方 胡萝卜 1 根，大米 30 克。胡萝卜洗净切碎，与大米一起煮成粥即可。每天食用 2 次，每次 1 小碗，坚持 2~3 天，大便即可成形。

功效 胡萝卜有收敛胃肠水分、肠道细菌及毒素的作用，大米养胃和胃，适用于大便稀薄的宝宝。

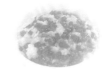

4 方 荔枝黑枣粥（2 岁以上适用）

来源：民间验方

组方 干荔枝肉、莲子（去心）各 20 克，黑枣 7 枚，大米 30 克。将黑枣洗净去核，与荔枝肉、莲子、淘净的大米一起放入锅内，加水煮粥即可。

功效 荔枝黑枣粥能补气暖胃，健脾止泻，适用于脾虚泄泻的宝宝。

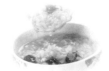

5 方 乌梅葛根汤（3 岁以上适用）

来源：民间验方

组方 乌梅 10 枚，葛根 10 克，红糖适量。乌梅、葛根洗净，加适量水，大火煮沸后改小火炖 20 分钟，去渣加红糖，分次饮用。

功效 乌梅有涩肠止泻的功效，葛根可解肌退热、生津止渴，本方适用于湿热引起的腹泻。

捏捏按按不腹泻

湿热泻

按摩顺序

清补脾经各300次

↓

清大肠300次

↓

清小肠300次

↓

退六腑300次

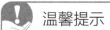 自肘向腕

↓

按揉小天心10~20次

 温馨提示

如果宝宝的大便是水样或者蛋花样、次数频繁而且量多、气味非常臭，伴有食欲不佳，发热，舌质红、苔薄黄腻的症状，一般属于湿热泻。

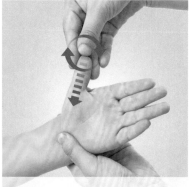

脾经位于拇指末节螺纹面。

 清补脾经：顺时针旋推为补，从指端推向指根的直推为清，各300次。

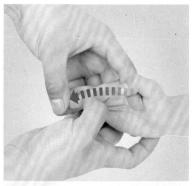

大肠经位于食指桡侧缘，自食指尖至虎口成一条直线。

 清大肠：用拇指螺纹面自指根向指尖方向直推大肠经300次。

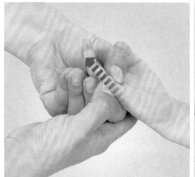

小肠经位于小指尺侧边缘，自指尖到指根成一直线。

 清小肠：从指根向指尖方向直推小肠300次。

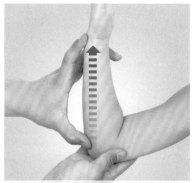

六腑位于前臂尺侧，从肘横纹至腕横纹成一直线。

 退六腑：用拇指指面自肘向腕直推六腑300次。

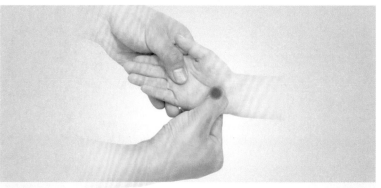

小天心位于手掌面大小鱼际交接处凹陷中。

 按揉小天心：用拇指指端按揉小天心10~20次。

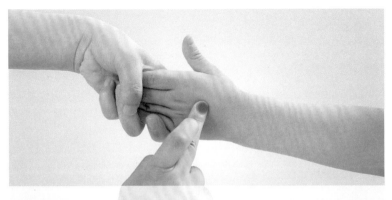

外劳宫位于手背侧，第2、第3掌骨之间，掌指关节后0.5寸处。

① 按揉外劳宫：用中指或拇指指端按揉外劳宫30次。

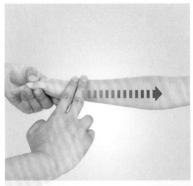

三关位于前臂桡侧，腕横纹至肘横纹成一直线。

② 推三关：用拇指桡侧面或食指、中指指面自腕向肘部推三关100次。

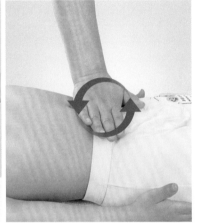

③ 摩腹：用手掌面逆时针摩腹3~5分钟。

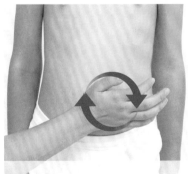

脐位于腹部中间，肚脐周围。

④ 揉脐：用手掌或三指并拢按在腹部轻轻地揉动，顺时针揉3分钟。

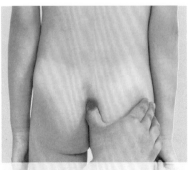

龟尾位于人体臀部的尾椎骨处。

⑤ 按揉龟尾：用大拇指指腹轻按于龟尾上，按揉300次。

风寒泻

按摩顺序

按揉外劳宫30次

⬇

推三关100次

⬇

摩腹3~5分钟

🔄 逆时针

⬇

揉脐3分钟

⬇

按揉龟尾300次

！ 温馨提示

如果宝宝的大便清稀、夹有泡沫，伴有发热的症状，鼻流清涕，咳嗽，舌质淡、苔薄白，指纹淡红，一般属于风寒泻。

伤食泻

按摩顺序

揉板门100次

清大肠300次

补脾经100~300次

 顺时针

摩腹3~5分钟

 逆时针

逆运内八卦100~300次

点揉天突20次

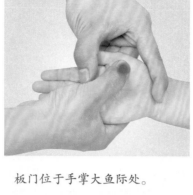

板门位于手掌大鱼际处。

1 揉板门：用拇指揉大鱼际平面中点100次。

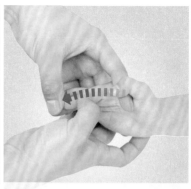

大肠经位于食指桡侧缘，自食指尖至虎口成一条直线。

2 清大肠：用拇指螺纹面自指根向指尖方向直推大肠经300次。

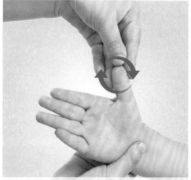

脾经位于拇指末节螺纹面。

3 补脾经：顺时针旋推100~300次。

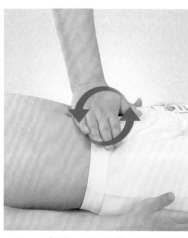

4 摩腹：用手掌面逆时针摩腹3~5分钟。

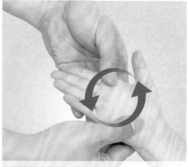

内八卦是以掌心为圆心，从圆心至中指指根横纹约2/3处为半径所作的圆周。

5 逆运内八卦：从大鱼际经小天心到小鱼际方向画圆100~300次。

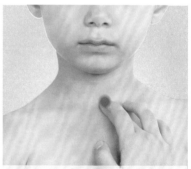

天突位于胸骨柄上方凹陷处。

6 点揉天突：用拇指或食指指端点揉20次。

 温馨提示

如果是伤食泻，宝宝的大便会夹有食物残渣，气味酸臭，伴有腹胀、便前腹痛剧烈，还可能有呕吐的症状。

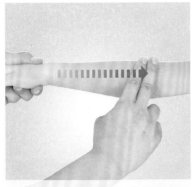

三关位于前臂桡侧，腕横纹至肘横纹成一直线。

1 推三关：用拇指桡侧面或食指、中指指面自腕向肘部推三关100~300次。

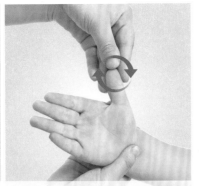

脾经位于拇指末节螺纹面。

2 补脾经：顺时针旋推100~300次。

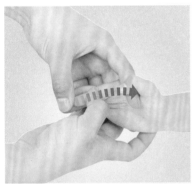

大肠经位于食指桡侧缘，自食指尖至虎口成一条直线。

3 补大肠：从食指指尖向虎口直推300次。

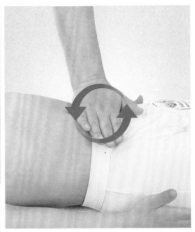

4 摩腹：用手掌面逆时针摩腹3~5分钟。

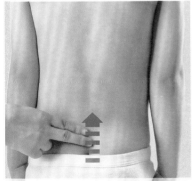

七节骨位于第4腰椎至尾骨端，成一直线。

5 推上七节骨：用拇指桡侧面或食指、中指螺纹面自下而上直推100~300次。

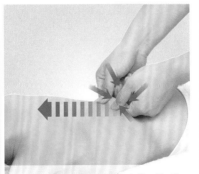

捏脊的穴位指"夹脊穴"，位于腰背部，第1胸椎至第5腰椎棘突下两侧，后正中线旁0.5寸。

6 捏脊：用捏法自下而上操作3~5次。

脾虚泻

按摩顺序

推三关100~300次

补脾经100~300次

补大肠300次

摩腹3~5分钟
 逆时针

推上七节骨100~300次

捏脊3~5次

温馨提示

如果是脾虚泻，宝宝的大便稀溏、色淡不臭，腹泻多发生在吃了东西之后，脸色萎黄，身体消瘦，舌淡苔白。

孩子腹泻，先找准原因

孩子腹泻如泻下急迫，粪便黄褐而臭，或少量黏液，肛门红赤，多为湿热；大便清稀如水，夹有泡沫，臭气不著，肠鸣腹痛，多为风寒；腹痛即泻，泻后痛减，粪便酸臭，多为伤食；大便时泻时止，粪质稀糊，色淡不臭，夹有不消化食物残渣，多为脾虚；食入即泻，大便清稀，完谷不化，多为脾肾阳虚。

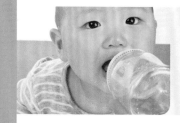

" 宝宝出现腹泻时，不要禁食，以防营养不良，但要遵循少食多餐的原则，每天至少进食6次。此外，还要补充适量的水分，以免脱水。 "

孩子腹泻伴有发热是什么原因

孩子腹泻伴有发热，常见于急性细菌性肠炎、急性细菌性痢疾、伤寒或副伤寒、肠结核等疾病；腹泻伴有里急后重，多提示病变以直肠、乙状结肠为主，如细菌性痢疾、直肠炎、直肠肿瘤等；腹泻伴皮疹或者皮下出血，常见于败血症、麻疹、过敏性紫癜等；腹泻伴腹部包块，常见于肠结核及血吸虫性肉芽肿等病；腹泻伴重度失水，常见于霍乱、细菌性食物中毒或尿毒症。慢性腹泻伴明显消瘦，可见于胃肠道恶性肿瘤、肠结核及吸收不良综合征；伴关节痛或者关节肿胀，见于溃疡性结肠炎、系统性红斑狼疮、肠结核等疾病。

孩子在腹泻期间会感觉到不适，要尽可能地多抱抱孩子，安抚他。如果是小宝宝，还要注意保持小屁股干爽，防止腹泻导致屁股红肿。

孩子急性腹泻不可忽视的细节

孩子急性腹泻时，父母应注意孩子是否脱水，以及是否有电解质紊乱（水肿、水中毒等）的情况。父母可观察孩子囟门是否凹陷，如小儿囟门已经闭合，可观察孩子在啼哭的时候有没有泪水，口唇是否已经干裂，也可观察孩子的腹部皮肤弹性是否变差了，同时观察孩子的小便是不是变少了，甚至很长一段时间内都没有小便了。如果出现类似以上明显脱水的情况或者孩子神志不好时，请赶紧带孩子到医院诊治。

宝宝腹泻时，要鼓励他多喝水、喝奶（乳糖不耐受性腹泻除外），口服补盐液。米粥、苹果泥、土豆泥和烤面包都是宝宝在腹泻时适合吃的食物。

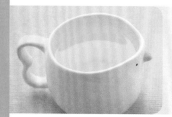

" 网传的在家自制糖盐水并不科学，尽量不要在家尝试。如果宝宝口渴，可以让他喝口服补盐液冲兑的电解质液和白开水。 "

快速判断宝宝是否脱水

程度	失水量占体重	意识	皮肤的弹性	黏膜	囟门	眼泪	呼吸	尿量
轻度	<5%	正常或轻度烦躁	正常或轻度降低	湿润	正常	有	正常	正常
中度	5%~10%	疲惫或易烦躁	轻度降低	干燥	轻度凹陷	有或无	深，也可快	少
重度	> 10%	嗜睡或昏迷	明显降低	非常干燥	凹陷	无	深和快	无尿或严重少尿

收集孩子大便有技巧

　　孩子不适合经常跑医院，如果孩子刚出现腹泻，精神状态还不错，能吃能玩，父母可以先去医院咨询一下。如果需要大便样本分析，可用干净的塑料袋取些大便，尽量在1小时内（不要超过2小时）送到医院，这样分析的结果也比较准确。在取大便的时候要注意取那种比较特殊的大便，比如有血色的，或者沾有黏液的，或者果冻样的，送这样的大便去化验可以提高检测的准确率。大便里不要混入孩子的尿液，也不要从地上或者纸尿裤上搜集大便，最好让孩子直接拉在塑料袋里。取样所需的大便不需要太多，一元硬币大小的就可以了。

腹泻不可滥用抗生素

　　腹泻的孩子不能乱用抗生素，除非是便检中脓细胞明显增多，或者血常规检查中白细胞数量明显升高时才可以用。如果没有见到上述两种检查情况而滥用抗生素，就可能杀死肠道的正常细菌，导致肠道菌群失调，可出现越吃抗生素腹泻越厉害的情况。即使在确诊需要使用抗生素的情况下，也要正确使用，如喹诺酮类抗生素氧氟沙星等。而对儿童生长有影响的药物也绝对不能使用，家长们千万要注意。

孩子腹泻需立即就医的危险症状

　　孩子的常见疾病都需要家长重视其精神状况，如果孩子腹泻时伴有明显精神欠佳的情况，甚至神志发生了障碍，一定要抓紧时间带孩子到医院就诊，请医生诊断孩子的病情。

　　腹泻次数较多，伴有呕吐、发热等情况时，非常容易造成脱水，这时候孩子可能会出现囟门凹陷，啼哭无泪，口唇干裂，皮肤弹性差，小便量少或者无小便的症状。这时也要马上到医院诊治。

　　儿童腹泻这种疾病还会伴有电解质紊乱的症状，也非常危险。如果见到孩子腹泻较重，伴有抽筋、神志反应差甚至昏迷等情况，也一定要赶紧带孩子到医院诊治。

便秘

儿童便秘是一种常见病症，发病原因有很多。一类属功能性便秘，经过调理可以痊愈；一类为先天性肠道畸形导致，一般的调理是不能痊愈的；消化不良也是孩子便秘的常见原因之一，一般通过饮食调理可以改善。

如果家长没有注意孩子的科学饮食，或者孩子挑食厌食，或者孩子没有养成良好的排便习惯，未形成排便的条件反射，都会导致孩子便秘。还有一些先天性的肠道疾病，如先天性的巨结肠和肛裂、肛门狭窄等疾病也会造成便秘。

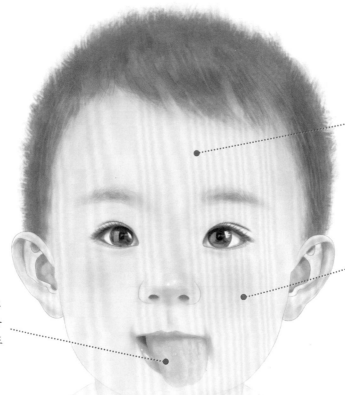

发热：有发热症状多属实证便秘；无发热症状多属虚证便秘。

面色：面色发红多属实证便秘；面色白而无光多属虚证便秘。

舌象：舌苔黄厚多属实证便秘；舌淡苔薄多属虚证便秘。

排泄物：大便干结，便质干硬，形似颗粒，多属实证便秘；大便努挣难下，便质不干，多属虚证便秘。
其他：身热，口臭，唇赤，小便黄，胸胁痞满，纳食减少，腹部胀，多属实证便秘。

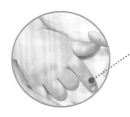

指纹：指纹色紫多属实证便秘；指纹色淡，多属虚证便秘。

便秘忌口食物

蛋白质和钙含量过多的食物：乳类、瘦肉类、鱼类、蛋黄、豆类、海带、紫菜等。
易胀气和不消化食物：干豆类、洋葱、土豆以及甜食等。
过于精细的饮食。

便秘食疗方

1 方 核桃粥（1岁以上适用）
来源：民间验方

组方 核桃仁5个，大米50克。核桃仁捣碎，大米淘净。大米、核桃末放入锅内，加水适量，用大火烧沸后，转用小火煮至米烂成粥即可。每天2次，早、晚餐食用。大便稀薄者忌食用。

功效 核桃内含有丰富的核桃油，可以软化大便，润滑肠道，还含有大量的膳食纤维，可以促进肠胃蠕动。

2 方 冰糖炖香蕉（1岁以上适用）
来源：民间验方

组方 香蕉1根，冰糖适量。将香蕉去皮，切片，与冰糖同放入碗内，加少量开水，隔水炖15分钟左右即可。

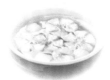

功效 冰糖炖香蕉有润肠通便、润肺止咳的功效。

3 方 黑芝麻粥（1岁以上适用）
来源：民间验方

组方 黑芝麻6克，大米50克。锅烧热，放入黑芝麻，用中火炒熟，取出研末。大米淘净，放入锅中，加水适量，大火烧沸转小火煮，至米八成熟时，放黑芝麻末拌匀，继续煮至米烂成粥。每天2次，早、晚餐服用。

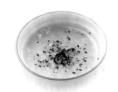

功效 黑芝麻性温，又含油质，有润滑肠道的功效，还有促进肠道蠕动、加快排便之效。

4 方 红薯粥（1岁以上适用）
来源：民间验方

组方 红薯、小米各50克。红薯洗净去皮，切小块。小米淘净。将小米、红薯放入锅中，加水适量，用大火烧沸后，转用小火煮至米烂成粥。每天2次，早、晚餐服用。

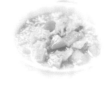

功效 红薯能滑肠通便，健胃益气。含有较多的膳食纤维，能在肠中吸收水分，增大粪便的体积，促进通便。

5 方 玉米苹果汤（3岁以上适用）
来源：民间验方

组方 苹果1个，鲜玉米粒适量。苹果洗净，去皮，去核，切块，与玉米粒一同加水煎煮，煮至食材全熟即可。

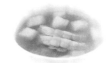

功效 苹果富含膳食纤维，与玉米同食可缓解大便干结症状。适用于大便干硬，上厕所疼痛的宝宝。给宝宝食用玉米粒时要尽量捣碎，以免噎着。

捏捏按按
不便秘

一般便秘

按摩顺序

按揉膊阳池200次

腕横纹上3寸，二骨间

按揉板门300次

按揉龟尾300次

按揉大肠俞30~50次

按揉足三里50次

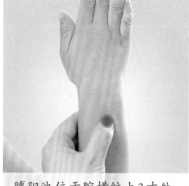

膊阳池位于腕横纹上3寸处，二骨间。

① 按揉膊阳池：用拇指指端按揉膊阳池200次。

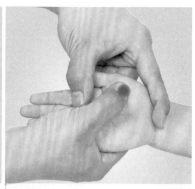

板门位于手掌大鱼际平面。

② 按揉板门：用拇指指端按揉板门300次。

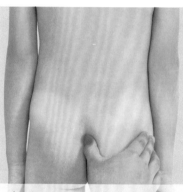

龟尾位于人体臀部的尾椎骨处。

③ 按揉龟尾：用拇指指端按揉龟尾300次。

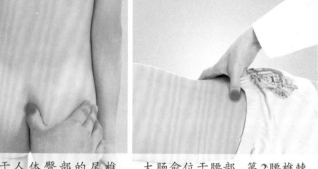

大肠俞位于腰部，第2腰椎棘突下，旁开1.5寸。

④ 按揉大肠俞：用拇指指端按揉大肠俞30~50次。

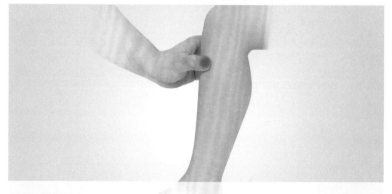

足三里位于小腿前外侧，外膝眼下3寸，距胫骨前缘1横指。

⑤ 按揉足三里：用拇指指端按揉足三里50次。

温馨提示
每天按摩1次，5次为1个疗程，一般1~2个疗程孩子的便秘就会有所缓解。

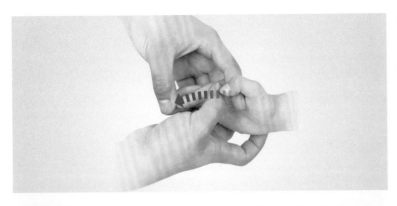

大肠经位于食指桡侧缘，自食指尖至虎口成一直线。

1 清大肠：用拇指螺纹面自指根向指尖方向直推大肠经200次。

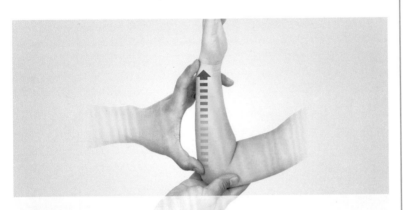

六腑位于前臂尺侧，从肘横纹至腕横纹成一直线。

2 退六腑：用拇指指腹自肘推至腕100~300次。

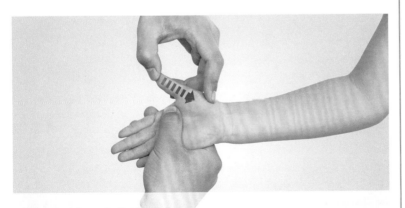

脾经位于拇指末节螺纹面。

3 清脾经：由拇指指端向拇指根部推300次。

实证便秘

按摩顺序

清大肠200次

 食指桡侧缘

⬇

退六腑100~300次

 前臂尺侧缘

⬇

清脾经300次

◀◀◀ 由指尖推向指根

 温馨提示

实证便秘的宝宝，大便干结、便质干硬，面红身热，口臭，嘴唇发红，小便黄，吃饭变少，腹部胀，舌苔黄厚，指纹色紫。

虚证便秘

虚证便秘

按摩顺序

补肾经100次

 小指螺纹面

↓

按摩血海40次左右

↓

推三关100~300次

 自腕向肘

↓

捏脊3~5次

 由下往上

 温馨提示

虚证便秘的宝宝，面色苍白而没有光泽，身体没力气，大便很难排出，便质不干，舌淡苔薄，指纹色淡。

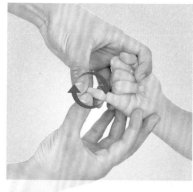

肾经位于小指末节螺纹面。

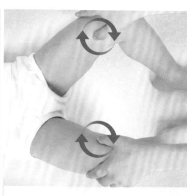

血海位于双膝内侧。

① 补肾经：用拇指螺纹面旋推肾经100次。

② 按摩血海：用双手拇指按摩40次左右。

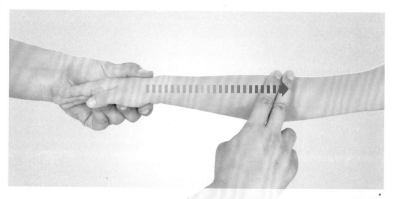

三关位于前臂桡侧，腕横纹至肘横纹成一直线。

③ 推三关：用拇指桡侧面或食指、中指指面自腕向肘部推100~300次。

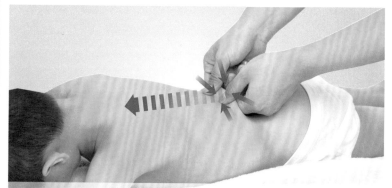

捏脊的穴位指"夹脊穴"，位于腰背部，第1胸椎至第5腰椎棘突下两侧，后正中线旁0.5寸。

④ 捏脊：用捏法自下而上操作3~5次。

便秘的原因

1.饮食不足：孩子食量太少时，经过消化后，肠道中的余渣少，大便量不足；奶中糖量不足使大便干燥；较长时间的饮食不足，致营养不良使腹肌、肠肌瘦弱，张力不足，蠕动无力，导致顽固性便秘。

2.食品不适合孩子：便秘与食物的成分关系密切，如食物中蛋白质含量过多，会使大便呈碱性且干燥，从而引起便秘。当食物（如配方奶粉）中含大量的酪蛋白，粪便中会含大量不能溶解的钙皂致粪便增多，容易便秘。

3.肠功能失常：由于生活和排便不规律，排便反射减弱或不形成排便反射，或肠壁肌松弛，都可引起便秘，某些能使肠壁肌张力减弱、功能失常的药物或疾病以及交感神经功能不正常均可致便秘。

4.遗传与生理缺陷：这些孩子出生后即便秘，有家族史，可能与遗传有关。

5.精神因素：突然的精神刺激，生活环境、生活规律的改变等可导致短时间的便秘。

最后还有一个问题要跟家长聊聊，我们见过很多家长甚至一部分医生，看到有便秘的孩子就说是喝水少了。实际上便秘和喝水多少没有必然的联系。大便干燥主要是由于肠道内益生菌不足或者膳食纤维摄入不够诱发的。在发生便秘的情况下，家长可以适当地给孩子补充益生菌和膳食纤维，以缓解便秘。

便秘的孩子应该多吃什么

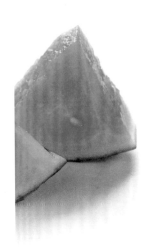

经常性便秘的孩子，父母可以多给他吃含水丰富的水果，如西瓜、梨、葡萄、水蜜桃、甘蔗、广柑、芒果、木瓜等。还有些水果可以明显地起到通便的作用，如香蕉、火龙果。如果是孩子偏食、挑食导致所摄入的食物里缺少膳食纤维，或者是孩子摄入食物偏于精细化而便秘，父母则要多给他吃点富含膳食纤维的食物，如芹菜、韭菜等绿叶蔬菜，玉米、红薯等粗粮杂粮，冬瓜、南瓜等瓜类，萝卜、丝瓜等利水的蔬菜。

经常性便秘的孩子还可以在医生指导下尝试使用乳果糖。孩子便秘的饮食调整，是一个相对较长的过程，家长们千万不要着急。另外，孩子便秘的主要原因并不是饮水不足，所以多喝水并不能改善便秘。在孩子添加辅食前（通常要满6个月），除了母乳和配方奶，不要给孩子添七星茶、清火宝等。

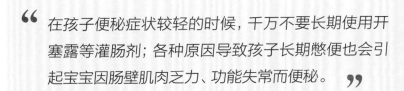

" 在孩子便秘症状较轻的时候，千万不要长期使用开塞露等灌肠剂；各种原因导致孩子长期憋便也会引起宝宝因肠壁肌肉乏力、功能失常而便秘。 "

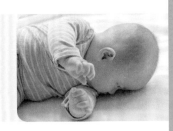

厌食

厌食是孩子常见的一种脾胃病症，以较长时期食欲不佳，见食不贪，食量减少为特征。本病可发生于任何季节，夏季暑湿当令之时，发病率较高。儿童时期均可发病，临床以1~6岁为多见。城市儿童发病率较高。

厌食的孩子除食欲不佳、食量减少外，一般无其他明显不适，预后良好，但长期不愈者，可使气血生化乏源，抗病能力下降，而易罹患他症，甚至会影响生长发育而转化为营养不良。

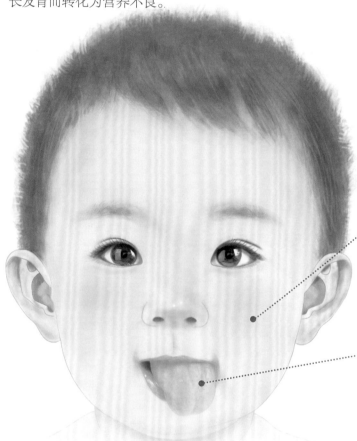

面色：面色无光多属脾胃气虚型厌食；皮肤干燥多属脾胃阴虚型厌食。

舌象：舌淡红，苔薄白，多属脾失健运型厌食；舌质淡，苔薄白，多属脾胃气虚型厌食；舌红少津，苔少或花剥，多属脾胃阴虚型厌食。

排泄物：大便不调，多属脾失健运型厌食；大便溏薄夹不消化食物，多属脾胃气虚型厌食；大便偏干，小便短黄，多属脾胃阴虚型厌食。

 厌食忌口食物

油腻、寒性的食物：如肉类、海腥、冷饮和生冷瓜果。

辛辣、油炸等热性食物：如油煎鱼、炸猪排、辣椒、葱姜、茴香。

其他：零食、糖，高蛋白、高糖饮食。

厌食食疗方

1 方 **葡萄饮**（9 个月以上适用）

来源：民间验方

组方 葡萄 150 克。葡萄择洗干净，用榨汁机榨汁即可。

功效 葡萄补气血，生津液，补胃阴，增强消化功能，适用于总感到胃部饱胀、不想吃东西的宝宝。

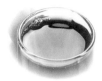

2 方 **菠萝汁**（1 岁半以上适用）

来源：民间验方

组方 菠萝 1/4 个。菠萝去皮，切块，用盐水浸泡 30 分钟后榨汁即可，餐后饮用。

功效 菠萝补脾胃，固元气。餐后饮菠萝汁能开胃顺气，帮助消化，并增加营养，适用于腹部胀满、恶心呕吐的宝宝。

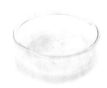

3 方 **无花果瘦肉汤**（2 岁以上适用）

来源：民间验方

组方 无花果 2 个，猪瘦肉 100 克。将猪瘦肉洗净，切块，焯水后与无花果一起放入锅内，加适量水，大火煮沸后，小火炖至肉熟，略加盐调味即可。

功效 无花果有助消化、清热润肠的功效，与瘦肉同煲汤能养阴，健胃，适合食欲不振的孩子。

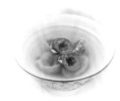

4 方 **冰糖乌梅汤**（2 岁以上适用）

来源：民间验方

组方 乌梅、冰糖各 60 克。乌梅洗净，浸泡 20 分钟后去核，切丁。将乌梅丁入锅，加适量水煮至半熟，然后加入冰糖，熬煮至冰糖完全溶化即可，待其冷却后装瓶备用。每次服用半勺，每天可服用 3 次。

功效 乌梅味酸性温，具有收敛生津、开胃助消化的功效。

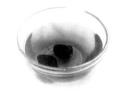

5 方 **鸡内金粥**（3 岁以上适用）

来源：民间验方

组方 鸡内金 5 个，陈皮 3 克，砂仁 2 克，大米 50 克，白糖适量。将鸡内金、陈皮、砂仁研成细末备用。大米淘净入锅，加适量水煮粥，在大米快熟时将上述药末入锅一起熬煮至米烂熟，调入白糖即可。本方可每天服 3 次，应连服 5~7 天。

功效 本方助脾、健胃、消积，适用于消化不良的孩子。

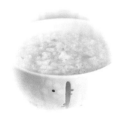

捏捏按按
不厌食

脾失健运型厌食

按摩顺序

补脾经100~300次

 顺时针

↓

掐运内八卦100次

 顺时针

↓

清胃经100~300次

↓

掐揉四横纹各3~5次

↓

摩腹3~5分钟

 顺时针

↓

按揉足三里30次

 温馨提示

宝宝如果面无光泽，食欲不佳或吃饭不香、拒进饮食，腹胀痛，恶心呕吐，舌苔黄、白腻，指纹发紫，一般是脾失健运型厌食。

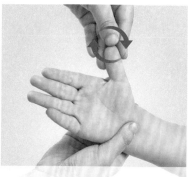

脾经位于拇指末节螺纹面。

① 补脾经：顺时针旋推100~300次。

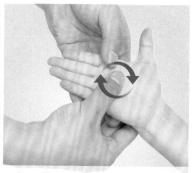

内八卦是以掌心为圆心，从圆心至中指指根横纹约2/3处为半径所作的圆周。

② 掐运内八卦：用拇指指端顺时针掐运内八卦100次。

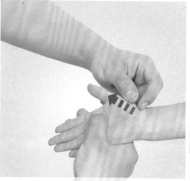

胃经位于拇指掌面近掌端第1节。

③ 清胃经：用拇指螺纹面向指尖方向直推胃经100~300次。

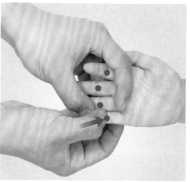

四横纹位于掌面食、中、无名、小指第1节横纹处。

④ 掐揉四横纹：用拇指指甲掐揉四横纹各3~5次。

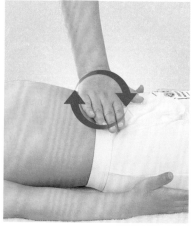

⑤ 摩腹：用手掌面顺时针摩腹3~5分钟。

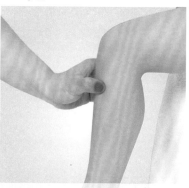

足三里位于小腿前外侧，当外膝眼下3寸，距胫骨前缘1横指。

⑥ 按揉足三里：用拇指指端按揉足三里30次。

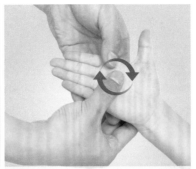

脾经位于拇指末节螺纹面。

内八卦是以掌心为圆心，从圆心至中指指根横纹约2/3处为半径所作的圆周。

1 补脾经：顺时针旋推100~300次。

2 掐运内八卦：用拇指指端顺时针掐运内八卦100次。

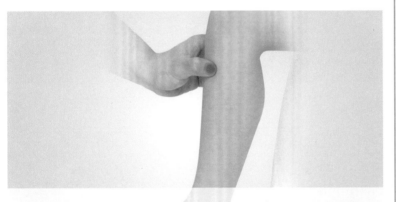

足三里位于小腿前外侧，当外膝眼下3寸，距胫骨前缘1横指。

3 按揉足三里：用拇指指端按揉足三里30次。

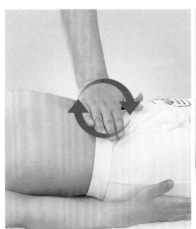

4 摩腹：用手掌面顺时针摩腹3~5分钟。

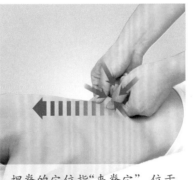

捏脊的穴位指"夹脊穴"，位于腰背部，第1胸椎至第5腰椎棘突下两侧，后正中线旁0.5寸。

5 捏脊：用捏法自下而上操作3~5次。

脾胃气虚型厌食

按摩顺序

补脾经100~300次

⬇

掐运内八卦100次
 顺时针

⬇

按揉足三里30次

⬇

摩腹3~5分钟
 顺时针

⬇

捏脊3~5次
 由下往上

❗ 温馨提示

脾胃气虚型厌食的孩子，通常体形偏瘦，四肢乏力，舌质淡、苔薄白，不想吃饭，大便中夹杂不消化的食物。

脾胃阴虚型厌食

按摩顺序

按揉板门100次

↓

补胃经100~300次

↓

掐运内八卦100次

 顺时针掐运

↓

分推手阴阳

↓

按揉二马100次

↓

按揉中脘30~50次

 温馨提示

脾胃阴虚型厌食的宝宝，通常不想吃饭、口干、喝水多、大便干结、舌苔多见光剥、舌质红等。

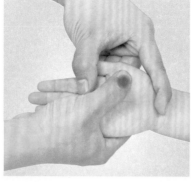

板门位于手掌大鱼际平面。

 按揉板门：用拇指螺纹面按揉板门100次。

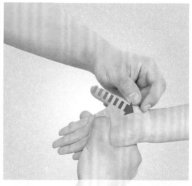

胃经位于拇指掌面近掌端第1节，即大鱼际桡侧赤白肉际处。

 补胃经：用拇指螺纹面向指根方向直推胃经100~300次。

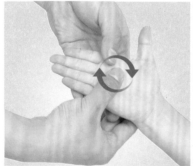

内八卦是以掌心为圆心，从圆心至中指指根横纹约2/3处为半径所作的圆周。

 掐运内八卦：用拇指指端顺时针掐运内八卦100次。

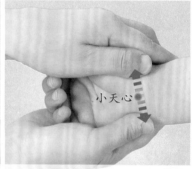

小天心位于手掌根部，大鱼际与小鱼际相接处，手阴阳穴位于小天心的两侧。

 分推手阴阳：以两手大拇指，从小天心沿着大横纹，向两侧分推3~5分钟。

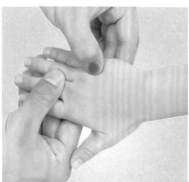

二马位于手背无名指与小指掌骨头之间的凹陷中。

 按揉二马：用拇指按揉100次。

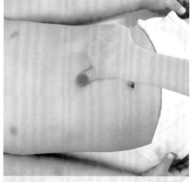

中脘在上腹部，脐中上4寸，前正中线上。

按揉中脘：用拇指轻轻按揉30~50次。

孩子厌食是喂出来的

除了少数先天脾胃就比较虚弱的孩子，大多数厌食的孩子跟喂养不当有很大的关系。目前，大多数家庭对孩子的饮食喂养，都相对过剩。今天吃老母鸡汤，明天吃鱼汤，后天吃排骨汤，过多高热量高蛋白质的饮食加重了孩子的胃肠负担，长期这样喂养就损伤了孩子的脾胃，久而久之造成了厌食。再加上不少孩子喜欢吃零食，不喜欢吃正餐；或者一部分孩子喜欢喝奶不喜欢吃饭，这都是造成孩子厌食的病因。

治疗脾虚宝宝厌食，可将鸡内金6克与麦芽60克一起放入锅内，加入适量大米与水，熬煮成粥给宝宝吃（3岁以上适用）。

需要注意的是，感冒或者其他疾病后也可影响到孩子食欲，但持续时间较短，1~2周都可以恢复食欲。孩子进食波动性较大，食量有时较多，有时较少，这些情况都应与厌食相区别。所以，孩子的喂养一定要科学，定时定量喂养，不能完全按照家长或者孩子的喜好喂养。老话说得好，"小儿要想保平安，常耐三分饥与寒"。

> ❝ 为什么孩子夏季容易厌食？因为夏季水湿较多，湿为阴邪，最易困遏脾胃，影响脾胃运化功能而发生厌食；消化功能薄弱，胃内消化酶容易受到温度的影响，也会造成厌食的情况。 ❞

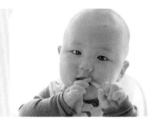

缺锌可能会使孩子厌食

缺锌为什么会引起厌食呢？锌在十二指肠和小肠内被吸收，进入血液循环后，与蛋白结合，参与构成一种含锌蛋白——黏液蛋白。这种黏液蛋白对口腔上皮细胞的结构和功能代谢有促进作用。婴幼儿缺锌时，口腔黏膜半衰期缩短，黏膜出现增生和角化不全的症状，舌乳头的味蕾被脱落的黏膜阻塞，出现味觉迟钝，食欲减退甚至厌食。

怎样让孩子爱上吃饭

长期厌食可能会对孩子生长发育有影响。补锌可以使口腔唾液中味觉素含锌量增高，恢复味蕾的敏感度，从而增进食欲。研究表明锌在改善儿童和青少年厌食、偏食方面疗效显著。

中医有句话叫"胃以喜为补"，喂养可以先从孩子喜欢的食物着手，诱导开胃，暂不考虑营养价值，待其食欲增进后，再按营养的需要供给食物。同时要纠正不良饮食习惯，做到"乳贵有时，食贵有节"，不偏食、挑食，不强迫进食，饮食定时适量，荤素搭配，少食肥甘厚味、生冷坚硬等不易消化食物，鼓励多食蔬菜及粗粮。家长需要多用心，将饭菜多样化，讲究色、香、味以促进食欲，同时加强孩子精神调护，保持孩子良好情绪。也可以适当地将孩子爱吃的食物作为奖励，诱导他吃饭。家长平时也要多抽出时间陪孩子做一些运动，一方面增加亲子关系，另一方面增加孩子能量的消耗，孩子消耗得多了，食物的摄入量自然也会增加，所以家长们千万不要偷懒。

尿 床

　　遗尿俗称尿床，是指5岁以上的孩子，不能从睡眠中醒来自觉排尿或白天不能自主控制排尿的一种疾病。正常的孩子1周岁以后白天大多能控制小便，3周岁左右晚上已基本能控制排尿，若5周岁以后夜间熟睡时经常尿床，则为病态。儿童尿床发病的原因有很多，包括遗传因素、功能性膀胱容量减少、心理因素、睡眠过深、抗利尿激素分泌不足、隐性脊柱裂等；也可能是因为从小家长就没有对孩子进行排尿训练，孩子因此没有养成感觉到尿意就上厕所的良好习惯。

孩子尿床是因为睡前喝水过多吗

　　很多家长不认为孩子尿床是一种病，认为孩子是玩累了，喝水多了或者认为是孩子懒，没有养成良好习惯造成的，可能还会责备孩子，这样是不对的。孩子尿床主要是由于孩子的排尿神经中枢功能不健全，以及对有关神经支配不灵引起的。孩子3岁以前尿床大多数是正常的生理现象，随着年龄的增长，这种情况会慢慢得到改善。而孩子对膀胱充盈的觉醒反应，是一个随着年龄增长而渐渐发育成熟的生理过程，一般来说，此过程的发育在孩子2岁以后才开始，至少近5岁时接近完善。因此，正常的孩子即使在睡眠中也不会发生尿床。遗尿的孩子这种生理过程发育迟缓或存在障碍，不能把膀胱充盈的刺激信号正常传递给大脑皮质，所以会尿床。因此，不能简单地认为孩子尿床是因为睡前喝水过多，更不能责怪孩子。

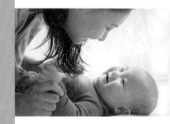

用拇指螺纹面旋推孩子的双手小指末节螺纹面，每天400次，可缓解孩子肾气不足引起的尿床。

　　❝ 当孩子面临挫折和意外时，家长应善于疏导，帮助孩子消除心理紧张，当孩子尿床后，不应责备或体罚，应寻找原因，对症治疗。**❞**

怎么预防孩子尿床

　　除了给孩子提供良好的生活环境，避免不良环境刺激造成遗尿，家长还应帮助宝宝从小建立良好的作息制度和卫生习惯，比如中午适当休息，可以增加膀胱容量，有意适当延长排尿时间。

　　要给宝宝养好良好的排尿习惯，睡觉前一定要上厕所，尽量不要吃水果或喝太多的水，不要太兴奋。根据自己孩子排泄的周期，每隔一段时间就叫醒宝宝上厕所，一定要叫醒，让他清醒地意识到自己在正确的地方上厕所，而不是迷迷糊糊尿在床上。

尿床食疗方

1 方 韭菜子面饼（3岁以上适用）

来源：民间验方

组方 韭菜子、面粉各适量。将韭菜子研成细粉，和入面粉，加水揉面制成面饼，蒸熟即可食用。

功效 韭菜子具有补肾止遗、暖胃健脾的功效，适用于肾气不足虚寒的宝宝。

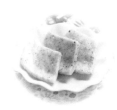

2 方 焦核桃蜂蜜（3岁以上适用）

来源：民间验方

组方 核桃仁100克，蜂蜜15克。将核桃仁放在锅内干炒发焦（不是炒煳），取出晾干调蜂蜜吃。

功效 本方适用于肺脾气虚尿床的宝宝。

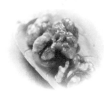

3 方 醋炒益智仁（3岁以上适用）

来源：民间验方

组方 益智仁5克，醋适量。益智仁洗净，加醋炒熟，研细末，分3次开水冲服，连用6~7天。

功效 益智仁有补脾暖肾、缩小便的功效，适用于脾肾气虚尿床的宝宝。

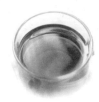

4 方 白果饮（3岁以上适用）

来源：民间验方

组方 白果肉8粒。白果肉洗净加水煎煮，代茶饮用即可。

功效 白果温肺益气、固肾缩尿，适用于一夜多次尿床的宝宝。

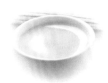

5 方 红枣荔枝饮（3岁以上适用）

来源：民间验方

组方 红枣、干荔枝各10枚。洗净后用水煮熟饮汤食果即可。

功效 干荔枝具有补肝肾、益气血的功效，可缓解孩子尿床。食用前将红枣核去掉，以免孩子误食。

捏捏按按不尿床

一般尿床

按摩顺序

补肾经300次

⬇

补脾经300次

⬇

擦八髎

⬇

按揉丹田300次

⬇

推箕门100次

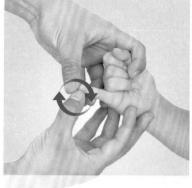
肾经位于小指末节螺纹面。

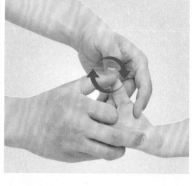
脾经位于拇指末节螺纹面。

 补肾经：用拇指螺纹面旋推肾经300次。

 补脾经：用拇指螺纹面旋推脾经300次。

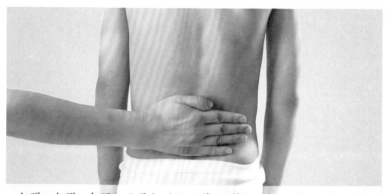
上髎、次髎、中髎、下髎分别位于第1、第2、第3、第4骶后孔中，左右共八穴，合称八髎。

 擦八髎：以手掌小鱼际部着力擦八髎至热。

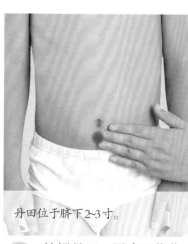
丹田位于脐下2~3寸。

 按揉丹田：用中三指指端按揉丹田300次。

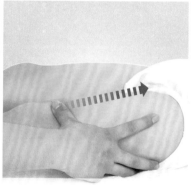
箕门位于大腿内侧，膝盖上缘至腹股沟成一直线。

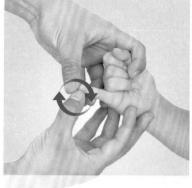 推箕门：以拇指桡侧缘自膝向上直推箕门100次。

! 温馨提示

父母要鼓励孩子消除因尿床而产生的紧张害羞情绪，帮助孩子树立信心。多鼓励表扬，不埋怨批评，这样有利于孩子克服自卑心理，从而战胜尿床。

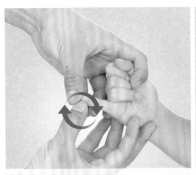

肾经位于小指末节螺纹面。

① 补肾经：用拇指螺纹面旋推肾经 300 次。

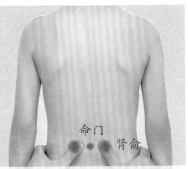

命门位于后正中线上，第2腰椎棘突下。肾俞位于命门旁1.5寸处，左右各一穴。

② 按揉肾俞、命门：用拇指指端按揉肾俞、命门各 10~30 次。

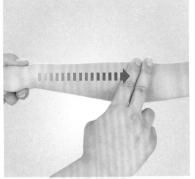

肺经位于无名指末节螺纹面。

① 补肺经：用拇指螺纹面旋推肺经 300 次。

三关位于前臂桡侧，腕横纹至肘横纹成一直线。

② 推三关：用拇指桡侧面或食指、中指指面自腕向肘推三关 300 次。

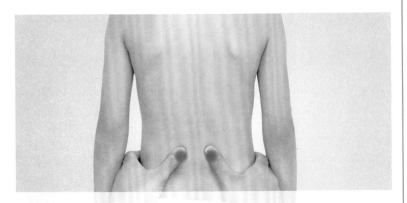

肾俞位于第2腰椎棘突下，旁开1.5寸处。

③ 按揉肾俞：用拇指指端按揉肾俞 10~30 次。

肾气不足型尿床

按摩顺序

补肾经300次

⬇

按揉肾俞、命门各
10~30次

脾肺气虚型尿床

按摩顺序

补肺经300次

⬇

推三关300次

 自腕向肘

⬇

按揉肾俞 10~30次

 温馨提示

肾气不足型尿床的宝宝，反应迟钝、肢体怕寒、腰腿软弱无力、小便色清量多。
脾肺气虚型尿床的宝宝看起来形体消瘦，而且经常精神倦怠、大便清稀、食欲不佳。

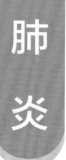

肺炎

肺炎是孩子常见的呼吸系统疾病，中医把肺炎的临床症状简单地概括为"热、咳、痰、喘、煽(shān)"五个字。

"热"是指发热，肺炎的孩子体温常达38~40℃，大多数呈居高不下的态势；"咳"是指有较频繁的咳嗽；"痰"指的是孩子喉咙里会有"呼噜呼噜"的痰鸣音；"喘"是指有的孩子会出现喘息、气急的症状；"煽"是指由于呼吸不畅而出现的鼻翼煽动。婴儿患肺炎可以表现为呕吐、呛奶等。

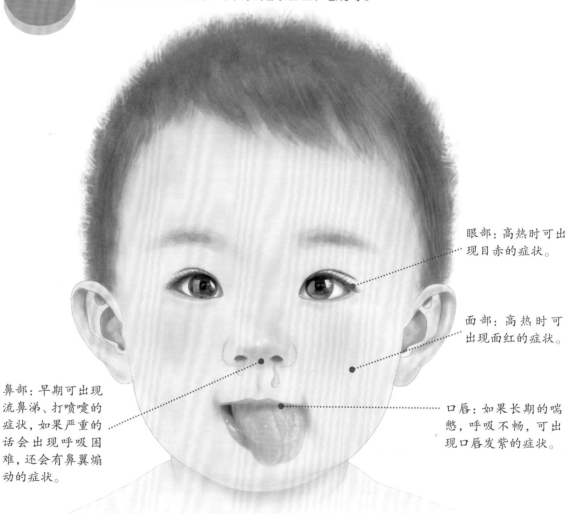

眼部：高热时可出现目赤的症状。

面部：高热时可出现面红的症状。

鼻部：早期可出现流鼻涕、打喷嚏的症状，如果严重的话会出现呼吸困难，还会有鼻翼煽动的症状。

口唇：如果长期的喘憋，呼吸不畅，可出现口唇发紫的症状。

 肺炎忌口食物

寒凉类食物：冷饮、西瓜、柿子、螃蟹等。

辛热类食物：羊肉、桂圆、荔枝、韭菜等。

油腻类食物：腊肠、红烧肉、油条、薯条、炸鸡翅等。

肺炎食疗方

1

方 冬瓜萝卜汤（1岁以上适用）

来源：民间验方

组方 白萝卜1根，冬瓜250克，盐、芝麻油各适量。冬瓜去皮、去瓤，洗净切块；白萝卜洗净，去皮切块。将冬瓜、白萝卜放入砂锅内，加水适量，大火煮沸，煮熟后加入盐、芝麻油调味即可。

功效 本方具有顺气化痰的功效，对于咳嗽痰多、气喘的孩子尤其适用。

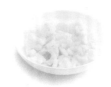

2

方 罗汉果饮（2岁以上适用）

来源：民间验方

组方 罗汉果15克。罗汉果洗净捣碎，放入大茶杯中，用沸水冲泡15分钟即可饮用。

功效 罗汉果可清热润肺、止咳、利咽，适用于肺炎引起的肺火燥热、咽痛失音等症状。

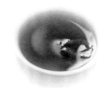

3

方 贝母炖梨（3岁以上适用）

来源：民间验方

组方 梨1个，川贝母粉3克，冰糖适量。梨洗净，横断切成两截，去核，内装川贝母，用牙签插紧固定，放入大碗中，加入冰糖、适量水，在蒸锅中炖30分钟，吃梨，喝汤。

功效 本方具有润肺止咳的作用，适用于肺炎后期的孩子，表现为干咳或痰黏不易咳出，低热，盗汗等。

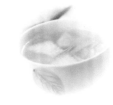

4

方 山药猪肺汤（3岁以上适用）

来源：民间验方

组方 山药250克，猪肺1个，葱段、盐各适量。猪肺冲洗干净切块，山药去皮洗净切段，同入砂锅，放入葱段，加水适量，大火烧开后小火炖1个小时，加盐调味即可。

功效 本方具有补益肺气的作用，适用于肺炎恢复期出现乏力、汗出过多、食欲不佳、大便稀症状的孩子。

5

方 红炉点雪（5岁以上适用）

来源：《中国药膳食谱》

组方 去皮鲜荸荠500克，浙贝母粉10克，鲜莲藕80克，白糖2小勺，生石膏30克。生石膏用砂锅加水200毫升熬成80毫升备用；荸荠洗净拍碎；莲藕去皮、洗净、切丝，用凉开水冲洗后拍碎；将荸荠、莲藕铺在盘子里，浇上石膏汁、撒上贝母粉、白糖，上下拌匀即可食用。

功效 本方清热、化痰作用较明显，适用于高热、咳嗽、咳吐黄黏痰的孩子。由于生石膏属于寒凉药物，用之前建议咨询医生。

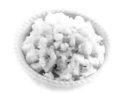

捏捏按按治肺炎

按摩顺序

清天河水100次

⬇

推脊柱100次

 由上而下

⬇

推三关100次

⬇

按揉肺俞200次

⬇

推揉膻中各100次

⬇

清板门100次

⬇

按揉天突50次

⬇

推天柱100次

 由上而下

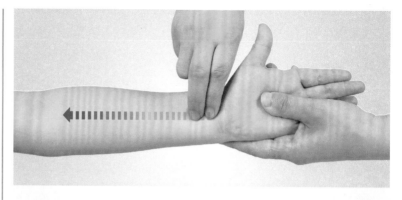

天河水位于小臂内侧，自腕横纹中点至肘横纹中点成一直线。

1 清天河水：用拇指侧推或用食指、中指指腹自腕向肘直推100次。

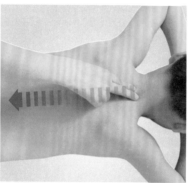

脊柱上起大椎，下至尾骨，成一直线。

2 推脊柱：用食指、中指指腹由上而下直推100次。

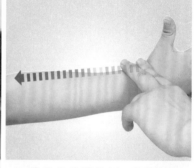

三关位于前臂桡侧，腕横纹至肘横纹成一直线。

3 推三关：用食指、中指指腹沿孩子前臂外侧缘，呈直线由腕推向肘100次。

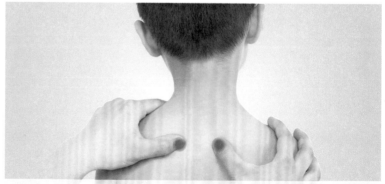

肺俞位于第3胸椎棘突（低头时最高骨向下数第3个）两侧旁开1.5寸。

4 按揉肺俞：用拇指在两侧肺俞同时按揉200次。

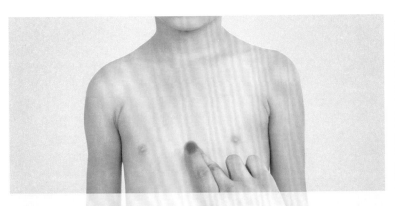

膻中在两乳头连线的中点。

⑤ 推揉膻中：用拇指在膻中穴揉动，或从穴位向两旁推动，各做 100 次。

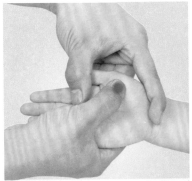

板门位于手掌大鱼际平面。

⑥ 清板门：用拇指揉孩子的大鱼际处 100 次。

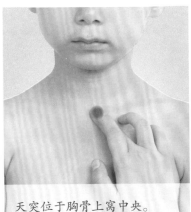

天突位于胸骨上窝中央。

⑦ 按揉天突：用拇指指面按揉 50 次。

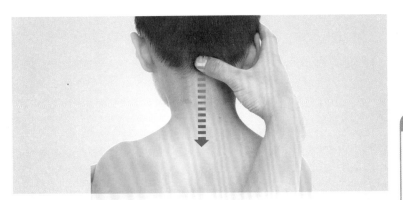

天柱骨位于颈后发际正中直至第 7 颈椎。

⑧ 推天柱：以食指或拇指自上向下推 100 次。

温馨提示

● 孩子得了肺炎一定要去医院进行规范治疗，防止病情加重以及并发症的发生。肺炎的病程大多在 7~14 天。

● 除了药物治疗外，家长的护理也很关键，比如要保持室内空气清新，经常给孩子变换体位，或者在医生指导下进行拍背，以利于痰液的排出。饮食上要加强营养，多吃富含蛋白质和维生素的食物，少量多餐。

● 持续的发热和咳嗽是最让家长担心的两大症状，尤其是高热不退时，家长往往心情焦虑，不知所措。推拿和按摩作为中医的传统疗法，常常可以起到较好的辅助治疗作用。

温馨提示

保持室内湿度适宜，以防干燥空气吸入孩子的气管，痰液不容易咳出。每日早晚，用棉签蘸温开水，清洁孩子的鼻腔。用温水洗净孩子脸、手及臀部。

肺炎为什么容易找上孩子

家长们常常发现自己的孩子一生病就很容易发展成肺炎，这与小孩子肺部的特殊结构有关。孩子的气管和支气管管腔相对成年人来说比较狭窄，黏液分泌比较少，纤毛运动比较差，不能及时地清除其中的病菌，相比成年人更容易发生感染。再加上孩子不会吐痰，痰液可能会在呼吸道内形成痰栓，因此在感冒或支气管炎后容易转为肺炎。

如果孩子明确诊断为肺炎，建议最好住院正规治疗，不要认为在门诊打打消炎针就行了。住院治疗有专门的医生管理，能够连续观察孩子病情和用药，及时调整治疗方案。

孩子从母体获得的免疫力在6个月以后就逐渐消失，自身的免疫功能没有完全建立，因此对外界的防御能力较差，当一些疾病流行或天气严寒时，小孩子往往先受到影响。另外，由于宝宝对天气冷暖不能自知，如果家长没能及时给予添衣保暖，会使他们更容易着凉从而患上肺炎。

相比健康的孩子，肺炎对容易反复呼吸道感染、长期营养不良、出生时体重就偏低的孩子更是"偏爱"，并且这些孩子在得了肺炎之后，往往发病的时间比较长，不容易痊愈，而且很可能会出现其他的并发症。因此，家长们一定要注意孩子平时的健康管理，帮助孩子养成合理、营养的饮食习惯，保证每天适当运动，给自己的孩子一个强健的体魄，这样就会大大减少患肺炎及其他儿童常见病的概率。

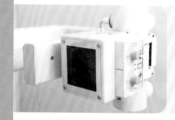

" 怀疑肺炎要做的检查：拍片子，指做胸部的X线检查，是诊断肺炎的'铁证'之一；查血，指做血常规检查，目的主要是区分病毒感染和细菌感染。**"**

有没有必要给孩子打肺炎疫苗

我们通常所说的小儿肺炎疫苗，即七价肺炎球菌结合疫苗，主要适合5岁以下的孩子接种，预防的是由肺炎球菌感染的肺炎。这种疫苗进入中国以来，越来越多的家长有着"有没有必要给孩子打肺炎疫苗"的疑虑。

有调查表明，大约25%的健康孩子携带肺炎球菌，肺炎球菌会通过咳嗽、喷嚏、说话排出的飞沫传染给其他人。幼儿园、托儿所等都是容易传播的场所。由于与肺炎球菌"亲密接触"，孩子尤其是2岁以下的婴幼儿，一旦抵抗力下降，很可能引发肺炎。接种肺炎疫苗有助于强化孩子对肺炎球菌的免疫力，减少感染的概率。

但是，接种肺炎疫苗后并不等于以后一定不会患上肺炎，因为目前该疫苗只能预防部分肺炎球菌引起的肺炎，对病毒、支原体、衣原体引起的肺炎没有效果。另外，接种疫苗之前要充分了解疫苗的禁忌证、不良反应以及孩子的身体状况，例如，过敏体质的孩子应慎重接种。其次，这类疫苗价格较昂贵，家长应根据家庭经济情况进行适当选择。

孩子得肺炎，几天能好

肺炎，按照病理可以分为支气管肺炎、大叶性肺炎和间质性肺炎。孩子常见的是支气管肺炎。肺炎必须使用药物治疗，且要正规治疗。一般年龄小的婴幼儿开始常需静脉用药，直到孩子体温恢复正常、全身症状明显改善。在呼吸道症状部分得到改善后，医生会根据情况改为口服药物继续治疗，从时间上说7~10天不等，严重时时间会更长。

为什么得了肺炎，就要住院治疗

很多孩子平时可能生点小病，但基本在门诊就能解决。但是，如果孩子确诊为肺炎，医生会让住院治疗。很多父母是第一次面临孩子"要住院治病"的情况，所以心里会很紧张，也会有点不相信：孩子是不是得了什么重病？不住院就治不好肺炎吗？

其实，住院治疗比较正规，不容易误诊，也有专门的医生管理，能够连续观察病情，并且根据病情发展来调整用药。而门诊每天都在换医生，治疗的连续性并不好。

孩子在住院后，医生会给孩子进行抽血、查血培养和药敏试验。从病因上，能够对症下药。如果检查出是支原体感染，就会选用大环内酯类药物；是肺炎链球菌感染，会用青霉素；有大肠杆菌和肺炎杆菌，会用头孢类药等。所以，要相信医生的治疗。现在的家长都知道用网络获取一些治疗信息，但网络信息真假难辨，如果家长对治疗有疑问，可向主管医生询问。

孩子肺炎痊愈后，别急着上幼儿园

孩子肺炎刚痊愈，有的家长就着急把孩子送到幼儿园，生怕影响了孩子的学习，这样非常不利于孩子肺炎的痊愈和身心的健康。肺炎对孩子来说是一场"大病"，虽然经过"正气"与"邪气"的顽强斗争后已经痊愈，但孩子的身体仍然处于虚弱状态，"正气"肯定受到消耗，导致不足。幼儿园又是公共场所，避免不了交叉感染，这对于肺炎初愈的孩子来说，无疑大大增加了再次感染的风险。让孩子在家，由家长进行精心地喂养和护理，会对孩子尽早恢复健康有很大的帮助。

肺炎愈后药膳方（3岁以上适用）

组方 太子参、沙参各10克，大米100克，白糖适量。先煎取太子参、沙参汁液约50毫升备用，将大米煮粥后倒入药汁，撒入白糖，稍煮片刻即可。

功效 本方具有补益气阴的作用，适用于肺炎初愈后容易疲劳、出汗多、食欲不佳的孩子。

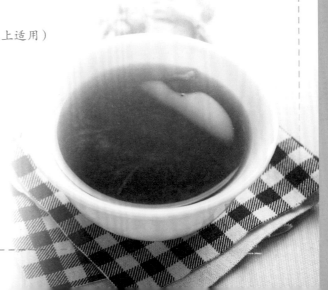

哮喘

哮喘是孩子常见的、多发的呼吸系统疾病之一，具有反复发作、迁延不愈的特点。哮喘的发生与环境因素密切相关，近年来，由于空气污染严重，哮喘的发病率逐渐上升。

哮喘除了给孩子自身健康造成莫大损害外，也给家庭、社会带来了沉重的负担。因此，家长应当了解一些有关哮喘的基本知识，与医生一起参与孩子哮喘的防治。

面色：面色红，发热，常见于热性哮喘；面色淡白，常见于寒性哮喘；面色苍白，或萎黄，没有光泽，常见于肺脾气虚证哮喘。

鼻部：流清鼻涕，打喷嚏，多由感受风寒引起；流浓黄涕，鼻塞，多由感受风热引起。

口唇：如果气喘严重，长时间呼吸困难，可见口唇青紫。

急性发作期：可分为寒性哮喘证和热性哮喘证。
寒性哮喘证表现为：气喘，咳嗽，喉间痰鸣，痰白清稀，怕冷，流清鼻涕等。
热性哮喘证表现为：气喘，咳嗽，喉间痰鸣，咳痰稠黄，发热，面红，口干，便秘等。
缓解期：以肺脾气虚证为多见，表现为反复感冒，出汗多，容易疲劳，面色白或萎黄，食欲不佳，大便稀等。

哮喘忌口食物

辛辣刺激的食物。

哮喘发作期要忌食高蛋白的食物，如瘦肉、鱼和鸡蛋类；易过敏的食物如虾、蟹等海鲜类。

寒性哮喘的孩子要忌食生冷的食物，如冰淇淋、雪糕、西瓜等。

哮喘反复发作期要忌食肥甘厚腻的食物，如肥肉、动物内脏、含糖多的甜食等。

哮喘食疗方

1 方 红枣炖南瓜（1岁以上适用）

来源：民间验方

组方 南瓜300克，红枣6枚，红糖20克。南瓜去皮、去瓤洗净，切小块；红枣洗净，去核。南瓜块、红枣放入砂锅中，加水和红糖，大火煮开，小火炖至南瓜熟透即可。

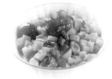

功效 本方有止咳平喘的功效，适用于脾气亏虚型哮喘的孩子。

2 方 苏子桃仁粥（2岁以上适用）

来源：民间验方

组方 苏子、桃仁各10克，大米100克，白糖适量。将原料洗净，加水煮粥，撒入白糖即可。

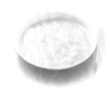

功效 本方具有顺气化痰、活血化瘀的作用，适用于气喘，咳嗽，咳痰，长久呼吸不畅，口唇青紫的哮喘孩子。

3 方 饴糖萝卜汁（3岁以上适用）

来源：《本草汇言》

组方 白萝卜1000克，饴糖100毫升。白萝卜去皮洗净，切碎，以纱布绞汁。每次取白萝卜汁30毫升，调加饴糖20毫升，再加开水适量，搅匀。每天饮用2次。

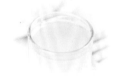

功效 本方具有祛痰下气的作用，可用于气喘较重，不能平卧，咳嗽、咳痰的哮喘孩子。

4 方 三子养儿粥（3岁以上适用）

来源：民间验方

组方 白芥子、苏子、莱菔子各15克，大米100克。将三味药洗净，煎汁约300毫升，倒入砂锅中加大米熬粥即可。

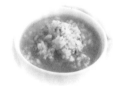

功效 本方具有行气化痰的作用，适用于寒性哮喘的孩子。

5 方 萝卜甘霖汁（4岁以上适用）

来源：民间验方

组方 白萝卜1000克，竹沥200毫升，枇杷叶、浙贝母粉各15克，鲜竹叶50克，白糖适量。原料洗净，白萝卜榨汁备用。把枇杷叶装入纱布袋中，在砂锅中加水300毫升，与浙贝母粉、鲜竹叶同煮，取200毫升药汁，与白萝卜汁、竹沥混匀，加入白糖即可。

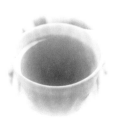

功效 本方具有清热化痰的作用，适用于热性哮喘的孩子。

捏捏按按
不 哮 喘

按摩顺序

按揉肺俞100次

推揉膻中各100次

按揉定喘20~30次

按揉天突50次

补脾经、补肺经、补肾经
各200次

退六腑100次

揉外劳宫50~100次

分推肩胛骨100~200次

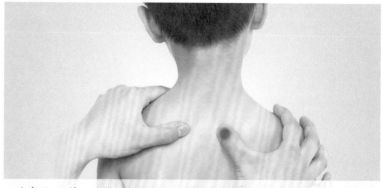

肺俞位于第3胸椎棘突（低头时最高骨向下数第3个）两侧旁开1.5寸。

1 按揉肺俞：用拇指在两侧肺俞同时按揉100次。

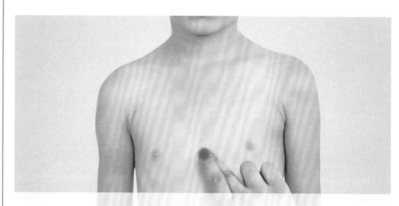

膻中位于两乳头连线的中点。

2 推揉膻中：用拇指在孩子膻中揉动，或从穴位向两旁，或向上，或向下推动，各做100次。

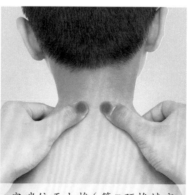

定喘位于大椎（第7颈椎棘突下）旁开0.5寸。

3 按揉定喘：用双手拇指指面同时按揉20~30次。

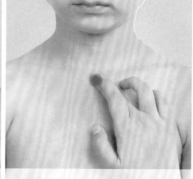

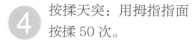

天突位于胸骨上窝中央。

4 按揉天突：用拇指指面按揉50次。

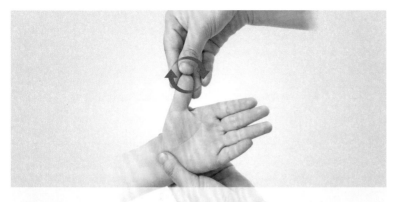

脾经、肺经、肾经分别位于拇指、无名指、小指末节螺纹面。

⑤ 补脾经、补肺经、补肾经：用拇指指面分别顺时针按揉 200 次。

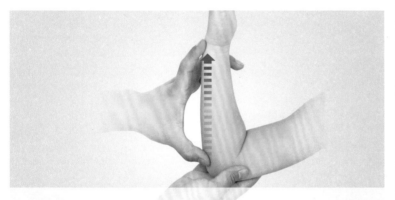

六腑位于前臂尺侧（小指侧），自肘关节至腕横纹成一条直线。

⑥ 退六腑：用拇指或食指、中指指腹自肘向腕推 100 次。

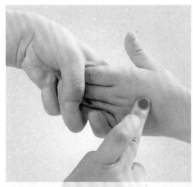

外劳宫位于手背中央，第2、第3掌骨交接处凹陷中。

⑦ 揉外劳宫：用拇指或中指指端揉 50~100 次。

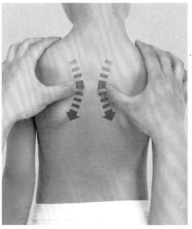

⑧ 分推肩胛骨：两拇指分别自肩胛骨内缘从上向下推动 100~200 次。

 温馨提示

● 哮喘是慢性、反复发作性疾病，目前药物治疗是主要途径，治疗应坚持长期、持续、规范、个体化的原则。

● 哮喘发作时，家长应及时将孩子送往医院，快速缓解症状，进行抗炎、平喘的治疗；缓解期，应当严格遵守医嘱，继续吸入维持量的糖皮质激素，避免诱发因素，如寒冷刺激、感冒、接触过敏原等。

● 除了药物治疗，家长还要掌握一些有效的推拿按摩手法，这样不仅在发作期对迅速平喘止咳有辅助作用，在缓解期也能帮助孩子调理身体，增强免疫力，提高抵抗力，起到保健作用。

 温馨提示

哮喘要及早发现发作先兆，如微烦不安、喉痒、胸闷、干咳等，按医嘱立即使用解痉平喘的喷雾吸入剂。

哮喘能根治吗

对于孩子的哮喘，很多家长都担心它是终身性、顽固性的疾病，不能被彻底根治。其实，孩子的哮喘不同于成人，是可以根治的。由于孩子的气管炎症比较表浅，具有较大的可逆性，加上免疫系统功能发育逐渐完善，因此孩子哮喘治愈率明显高于成人。

如果给予正规合理的预防、治疗，在青春发育期前能将哮喘控制到2年不发作，就有望根治。现在的治疗目标是，预防和控制发作，减少发作次数，减轻发作程度，使孩子生长发育不受影响。对于绝大多数哮喘的孩子，如果系统治疗，可以达到这个目的。

大部分孩子，尽管进入青春期后症状得到了缓解，但成年后哮喘复发的可能性增大。有的孩子，即使到了青春期，哮喘仍然没有缓解，甚至持续终身。因此，如果孩子患有哮喘，千万不要迟疑，更不能抱有"不治自愈"的错误心理，治疗越早越好，争取在青春期前治愈。

家长不要忽略平时的治疗

用拇指指面分别顺时针按揉孩子的拇指指腹、无名指指腹、小指指腹各200次，适用于哮喘缓解期脾肺肾虚的孩子。

虽然孩子的哮喘通常能够根治，不代表父母可以掉以轻心。有的父母抱着"孩子长到成人哮喘就好了，治不治无所谓"的心态，只是在哮喘发作时才给予对症治疗，忽视了平时的治疗和护理，使不少孩子处在"表面"上的痊愈状态，而错过了治愈的有利时机，非常遗憾。

哮喘跟遗传有关吗

中医的"冬病夏治"也适用于哮喘。白芥子、延胡索各21克，甘遂、细辛各12克，共研细末，分成3份，取1份药末，加生姜汁调成膏状，调如1分硬币大，分别贴在肺俞、心俞、膈俞、膻中，2~4小时揭去，在夏天初伏、中伏、末伏贴敷，连用3年（在医生指导下使用）。

遗传是孩子哮喘发病的基本致病因素之一。如果孩子的父母患有哮喘，那么孩子患哮喘的概率也就比较高。有调查结果显示，如果孩子的父母一方患哮喘，那么孩子患哮喘的概率比父母没有哮喘病史的孩子高2~5倍，如果父母双方都患有哮喘，孩子患哮喘的概率在50%~70%。不仅是父母，如果其他直系亲属，比如爷爷奶奶、外公外婆有哮喘病史，孩子也容易患哮喘。因此，对于有哮喘家族病史的孩子，应及早采取预防措施。若母亲患有哮喘，在妊娠期间则应该尽量减少对已知变应原的接触，尽可能不吸烟，家中成员也应该戒烟，创造良好的无烟环境。孩子出生后应避免滥用抗生素，提倡母乳喂养，积极防治呼吸道感染，积极治疗变应性鼻炎等。另外，肥胖本身就是哮喘的危险性因素，所以在保证儿童营养的同时，不要过量摄入碳水化合物和脂肪。

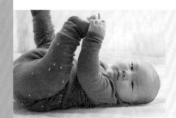

> " 哮喘、过敏性鼻炎、湿疹、荨麻疹都属于过敏性疾病，过敏性疾病的特点之一就是具有遗传倾向。 "

怎样预防因过敏引起的哮喘

孩子得了哮喘，一定要查过敏原，尽量找出孩子对什么过敏，避免接触这些过敏原，减少过敏引起的哮喘发作。常见的过敏原包括以下几类：

吸入式过敏原	花粉、柳絮、粉尘、螨虫、动物皮屑、油烟等
食入式过敏原	牛奶、鸡蛋、鱼虾、螃蟹、芒果、菠萝等
接触式过敏原	空气、紫外线、化妆品、化纤用品、金属饰品等
注入式过敏原	青霉素、昆虫叮咬、疫苗等

大多数哮喘的孩子，过敏原不止一两类，往往对多类过敏原过敏。有些过敏原是到处飘散，没有办法避免的，比如粉尘。现代医学可以通过脱敏的手段减少机体对这类过敏原的过敏反应，但由于治疗时间长，起效慢，有些孩子对药物不耐受，容易出现不良反应，再加上价格昂贵，不太被家长接受，也没有在临床上广泛开展。

如果孩子做过敏原检测提示对螨虫过敏，这时，家长就要对家里的被褥、床单、枕套等螨虫容易寄生的物品经常进行高温清洗，太阳暴晒；另外，尽量不要给孩子买毛绒玩具。

有的孩子对花粉过敏，每到春季时就会诱发哮喘，这里建议孩子尽量避免到花丛中去，外出时可以戴上口罩以减少花粉的吸入。

如果孩子对虾蟹等海鲜类过敏，就不要进食海鲜产品。如果对豆类、牛奶、鸡蛋过敏，除了应当避免吃这些食物外，相关的加工食品也应尽量避免进食。

有的孩子对冷空气过敏，吸入的冷空气易对呼吸道产生刺激而诱发哮喘，那么在温差变化较大的季节，可以适时戴口罩缓和吸入的冷空气。如果孩子对某种药物过敏，应及时告知医生，避免使用此类药物。

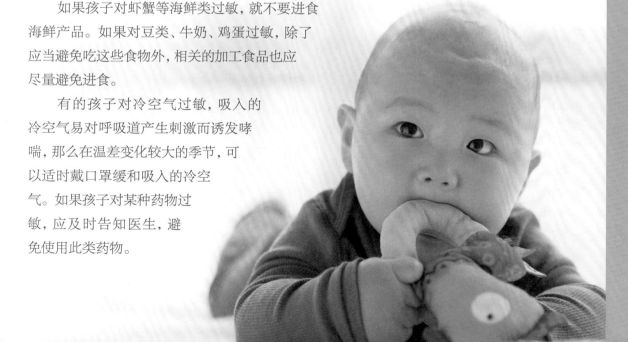

扁桃体炎

扁桃体炎是孩子常见病、多发病之一，分为急性、慢性扁桃体炎，在季节更替、气温变化时容易发病。用压舌板检查完孩子的喉咙后，妈妈可能经常听到医生说"扁桃体发炎了"。

扁桃体作为呼吸道及消化道的"门户"，当细菌、病毒来临时，扁桃体首当其冲，一旦人的抵抗力下降，细菌、病毒就会在此大量繁殖，扁桃体就会发炎。发炎的扁桃体充血、肿胀、化脓，扁桃体的陷窝上会出现许多小脓栓，严重的会布满脓苔。

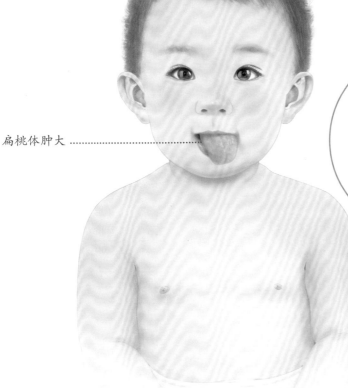

扁桃体肿大 ·············

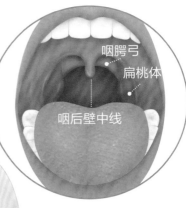

咽腭弓

扁桃体

咽后壁中线

扁桃体肿大的分度标准：

Ⅰ度肿大：扁桃体肿大不超过咽腭弓。

Ⅱ度肿大：超过咽腭弓，但未达到咽后壁中线。

Ⅲ度肿大：肿大达到或超过咽后壁中线。

扁桃体炎忌口食物

燥热食物：羊肉、桂圆、姜等。

辛辣食物：辣椒、茴香、香菜等。

煎炸熏烤的食物：炸鸡、油条、薯条、烤面筋等。

腌制类食物：咸菜、咸鱼、香肠等。

其他：膨化食品、冷饮、甜饮料等。

扁桃体炎食疗方

1 方 梨罗汉果饮（2岁以上适用）

来源：民间验方

组方 罗汉果半个，梨1个。将梨洗净，去皮，去核，切碎捣烂，同洗净的罗汉果一起煎水，代茶饮。

功效 本方具有清肺利咽、生津润燥的功效，适用于反复扁桃体发炎，伴有咽干、口渴等阴虚症状的孩子。

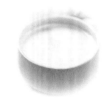

2 方 蒲公英贝母粥（3岁以上适用）

来源：民间验方

组方 蒲公英30克，大贝母10克，大米100克，白糖适量。将蒲公英择洗干净，与大贝母同放入锅中，加水适量，浸泡5~10分钟后，水煎取汁，加大米煮粥，煮熟后，撒入白糖即可食用。

功效 本方具有清热解毒、散结消肿的作用，对急性扁桃体炎的孩子尤其适用。

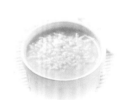

3 方 鱼腥草粥（3岁以上适用）

来源：民间验方

组方 鱼腥草30克（鲜者加倍），大米100克，白糖适量。将鱼腥草择净放入锅中，加水适量，浸泡5~10分钟后，水煎取汁，加大米煮粥，撒入白糖即可食用。

功效 本方具有清热解毒、消痈排脓的作用，尤其适用于扁桃体红肿疼痛、有脓点的孩子。

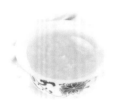

4 方 胖大海菊花茶（3岁以上适用）

来源：民间验方

组方 胖大海5枚，菊花、冰糖各30克。胖大海、菊花洗净，同冰糖一起置热水杯中，开水冲泡半杯，闷15分钟左右，频频代茶饮。

功效 本方具有疏散风热、解毒消肿的作用，尤其适用于发热、咳嗽、扁桃体红肿疼痛的孩子。

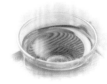

5 方 黄精冰糖煎（3岁以上适用）

来源：民间验方

组方 黄精、冰糖各30克。黄精洗净。锅中加适量水，放入黄精和冰糖，用小火煮1小时。饮汤食黄精，早晚分服。

功效 本方具有润肺养阴的功效，适用于干咳少痰、咽部不适的扁桃体炎孩子。

捏捏按按
好 得 快

按摩顺序

清肺经100~300次

无名指末节螺纹面

⬇

按揉板门100~300次

手掌大鱼际平面

⬇

清天河水100~300次

自腕向肘

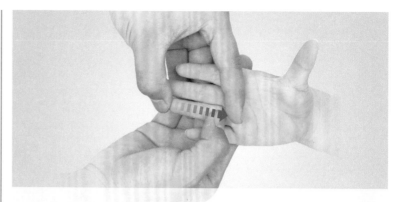

肺经位于无名指末节螺纹面。

 清肺经：用拇指螺纹面向无名指指根方向直推肺经100~300次。

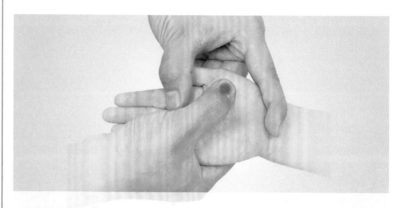

板门位于手掌大鱼际平面。

 按揉板门：用拇指螺纹面按揉板门100~300次。

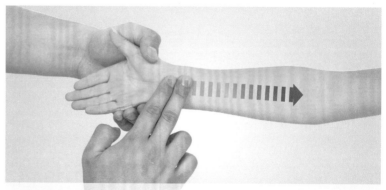

天河水位于前臂掌侧正中，自腕横纹中点至肘横纹中点成一直线。

 清天河水：用食指、中指指面自腕向肘直推天河水100~300次。

 温馨提示

治疗急性扁桃体炎，每天按摩2次，5次为1个疗程；治疗慢性扁桃体炎则每天1次，10次为1个疗程。

扁桃体反复发炎，要不要切掉

扁桃体反复发炎会对孩子的健康造成严重的危害，它会引发一系列的并发症。比如，局部的并发症有中耳炎、鼻炎、鼻窦炎、咽炎，全身的并发症有风湿病、急性肾小球肾炎、败血症、心肌炎等。慢性扁桃体炎引起的扁桃体肥大会导致呼吸困难，时间长了会造成慢性缺氧，从而影响孩子的生长发育。很多家长都知道扁桃体是一个免疫器官，是孩子健康的重要"哨兵"，那么，到底什么情况下才必须要把扁桃体切除呢？下面介绍几种情况：

1. 5岁以上的孩子，每年发生急性化脓性扁桃体炎或慢性腭扁桃体炎大于4次，建议把扁桃体切除。

2. 扁桃体过度肥大，妨碍吞咽、睡眠、呼吸及发声功能，建议切除。

3. 慢性扁桃体炎已成为引起其他脏器病变的病灶，如肾小球肾炎、风湿热、心肌炎，或与邻近器官的病变有关联，如急性中耳炎、急性喉炎、颈淋巴结炎等，建议把扁桃体切除。

4. 慢性扁桃体炎引起了长期低热，建议把扁桃体切除。

5. 腭扁桃体角化症，或有结石、息肉样增生、囊肿、良性肿瘤。

> 宝宝扁桃体发炎时，可用荆芥、菊花适量煎水含漱，每天数次。扁桃体窝有脓点者，可选用珠黄散、双料喉风散等直接吹入患处。饮食方面可以多吃些山药、白术、陈皮等健脾之品。

" 除了使用抗生素，还可以遵医嘱给孩子使用一些具有清热解毒功效的喷雾剂或漱口水，这样可以缓解症状，增强治疗效果。**"**

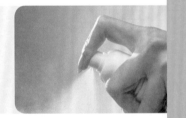

扁桃体化脓，一定要用抗生素吗

"能不能不给孩子使用抗生素，抗生素对身体不好。"有些孩子家长会对医生提出这样的"请求"。抗生素的发明是医学进步的重要里程碑，在近几十年来，抗生素挽救了许多人的生命。抗生素不是不能用，而是不能滥用。扁桃体化脓会使孩子易患继发肾炎和风湿性心脏病等疾病，还是该积极治疗。急性期应该适当使用抗生素，待急性期过后，可以通过一些中药、理疗等方法调理。同时应加强身体锻炼，体质强了才能预防感染，减少扁桃体化脓的机会。如果治疗不彻底，急性扁桃体炎变成慢性，就更麻烦了。急性扁桃体炎大多由乙型溶血性链球菌、葡萄球菌、肺炎双球菌等细菌入侵引起，因此在急性扁桃体炎或慢性扁桃体炎的急性发作期，要由医生根据血常规判断来合理使用抗生素或中药治疗。如果没有其他的并发症，抗生素一般用3~5天就可以好转。

> 急性扁桃体炎要去医院治疗，在做过皮下测试后，可选用青霉素、磺胺类药物等治疗；如果扁桃体化脓，还需手术引流。

湿疹

湿疹是孩子常见的皮肤病，多于婴幼儿时期发病，近一半发生在6个月以内，俗称"奶癣"，好发于发际、面颊、四肢屈侧、阴囊，严重时累及全身。

湿疹主要表现为皮肤上出现红色小米粒样皮疹或疱疹，糜烂后有渗出液，干燥后结痂，痂皮脱落后露出红色潮湿的表皮，剧烈瘙痒，孩子时常哭闹不安，搔抓摩擦，破溃处容易并发感染。得过湿疹的孩子以后容易发生其他过敏性疾病，如哮喘、过敏性鼻炎、过敏性结膜炎等。

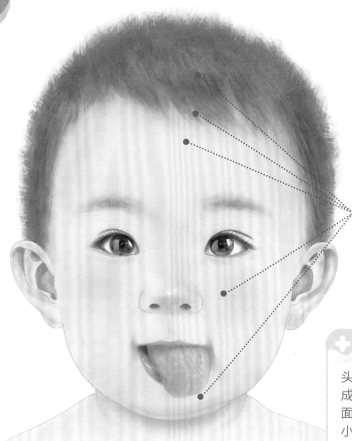

疹子：孩子的发丛、发际、额头、面颊、下巴都会长湿疹。

最初会出现红斑、针头大小丘疹，随后可融合成较大片水肿性损害，皮面有丘疹、水疱、脓疱、小糜烂面、潮湿、渗出。可结成大小不等的痂皮，痂脱落后露出糜烂面或红斑，以后逐渐好转。

湿疹忌口食物

容易引起过敏的食物：鱼、虾、蟹等。

刺激性的食物：葱、蒜、辣椒等。

含防腐剂、膨化剂等的加工食品。

哺乳妈妈要忌食辛辣、油炸、烧烤类的食品。如果哺乳妈妈本身是过敏体质，要忌食容易使自己过敏的食物。

湿疹食疗方

1

方 赤豆薏米汤（1岁以上适用）

来源：民间验方

组方 赤豆、薏米各30克，白糖适量。赤豆、薏米洗净，加水煮至熟烂，加白糖，每天服2次。

功效 本方具有清热祛湿的功效，适用于湿疹的各个时期，是湿疹孩子可以长期服用的膳食。

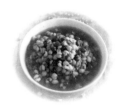

2

方 玉米汤（1岁以上适用）

来源：民间验方

组方 玉米须、玉米粒各适量。玉米须、玉米粒洗净，一同放入锅中，加适量水炖煮至熟，取汁液即可。

功效 本方具有开胃、健脾、除湿、利尿的功效，适用于湿疹伴有皮肤潮红、出水的宝宝。

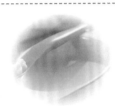

3

方 绿豆山药粥（1岁以上适用）

来源：民间验方

组方 绿豆30克，山药50克。绿豆、山药洗净，煮至软烂食用。

功效 本方具有清热解毒、益气健脾作用，适用于湿疹伴有神疲乏力、食欲不佳、腹泻症状的孩子。

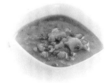

4

方 绿豆藕片（2岁以上适用）

来源：民间验方

组方 绿豆30克，鲜藕250克，盐适量。将鲜藕洗净去皮，绿豆泡4小时后装入藕孔内，蒸熟切片，加盐凉拌。可以长期食用。

功效 本方具有清热除湿、凉血止痒等功效，尤其适用于皮肤瘙痒难耐、皮损有渗出、烦乱不安的湿疹孩子。

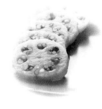

5

方 茅根薏米粥（3岁以上适用）

来源：民间验方

组方 鲜茅根、薏米各30克。鲜茅根洗净，煮20分钟后去渣留汁，放入洗净的薏米煮熟成粥即可。

功效 本方具有清热凉血、除湿利尿的作用，适用于皮损潮红、丘疹水疱广泛、尿黄少的湿疹孩子。

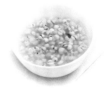

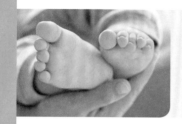

湿疹与过敏的关系

婴幼儿湿疹与过敏有密切联系，或者可以直接说引起湿疹的主要诱因就是过敏。宝宝的消化道屏障和皮肤的屏障发育不全，很容易对一些食物以及外界气候或环境因素产生过敏反应，进而就会诱发湿疹。

> "了解宝宝对什么物质过敏很重要，这样可以有选择地回避这些物质，从而降低湿疹发生的概率。"

湿疹可以自愈吗

孩子得了湿疹，家长一定要树立信心，只要坚持正确的治疗方法，有效地回避诱发湿疹的各个因素，随着孩子的成长，自身的免疫功能逐渐完善，大部分湿疹是可以自愈的。但也有少数孩子到后来转成了慢性湿疹，导致湿疹反复发作，甚至到了成年仍受其困扰，严重影响生活质量。

如何护理湿疹的孩子

如果宝宝的湿疹不严重，面积小且没有红肿破溃，可以照常给宝宝接种疫苗。如果湿疹严重，面积很大或者有红肿、渗水、渗血，可以考虑适当延后接种疫苗。

患湿疹的孩子皮肤比健康孩子更敏感，因此在穿衣时尽量选择纯棉的布料，要宽大松软，不要选择毛织品或者化纤布料。另外，穿衣不能过厚，否则容易引起孩子出汗，汗渍会刺激皮肤，造成瘙痒、疼痛。瘙痒时，孩子会用手抓，所以一定要把指甲剪短，必要时戴上手套，避免抓破后继发感染。对于湿疹的孩子，饮食禁忌比食疗更为重要。对于小婴儿，最好坚持母乳喂养，因为母乳的营养最全面，最有利于孩子吸收，也不容易引起湿疹。对于已经添加辅食的宝宝，辅食以清淡的、含有丰富膳食纤维和矿物质的食物为主，如绿色的菜汁、菜泥、果泥等。

干性湿疹与湿疹有什么不同

取黄连30克，枯矾15克，共研细末加凡士林适量，配成软膏外涂患处，可辅助治疗儿童湿疹（在医生指导下使用）。

孩子不肯入睡，浑身乱抓或者磨蹭，但身上并没有发现皮疹或红斑，这时要考虑干性湿疹在作怪。干性湿疹学名乏脂性湿疹，又称裂纹性湿疹，主要由皮肤水分脱失，皮脂分泌减少引起，多见于冬季。表现为皮肤干燥，有较细的裂纹，多发于四肢。如果怀疑孩子是干性湿疹，妈妈们要注意不要过度频繁地给孩子洗澡，不要使用香皂等刺激性的用品，洗完澡后要及时使用润肤剂，保护皮肤水分不被蒸发。

湿疹怎么安全用药

湿疹不同的阶段要选用不同的药膏，父母如果担心副作用，可遵医嘱选择1%氢化可的松乳膏、0.025%地塞米松霜等。

对于婴幼儿，局部外用糖皮质激素配合润肤保湿剂是目前治疗湿疹的首选疗法。但这并非是治疗所有湿疹的"万能公式"，我们要根据孩子湿疹的程度和阶段来合理选择用药。

对于范围很小、症状较轻的湿疹，可以通过注意饮食和日常的护理来缓解，无需药物治疗。对于皮疹面积较大，皮肤有破损、糜烂、渗出液，瘙痒难耐的湿疹，要及时选用不同剂型和强度的糖皮质激素，同时要加用含有抗生素的药膏治疗，来预防和治疗皮肤的感染。当皮损处结痂干燥时，要选用合适的润肤保湿品，以保持皮肤的润泽。

> 有的家长对糖皮质激素'谈虎色变'，事实上激素对于湿疹的治疗是必要的，目前也有专门针对儿童的药膏，家长在医生的指导下间断地、短期地外用不会有副作用。

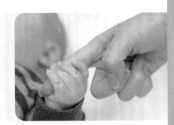

宝宝得湿疹时，怎么给他洗澡

湿疹宝宝能不能洗澡？很多妈妈会有这样的疑问，因为怕在洗澡的过程中对宝宝的皮肤造成摩擦或感染。实际上，湿疹宝宝最好天天洗澡，尤其是夏天。因为洗澡对宝宝的皮肤有保湿和清洁的作用，可以有效减少感染的发生。但妈妈要注意：①洗澡水要控制在37℃左右为宜。②避免使用婴儿沐浴露，只用清水洗即可。③禁止用力擦拭湿疹部位。④洗完用干净毛巾轻轻拭干皮肤。⑤如果皮损干燥，没有渗出液，可适当用一些温和的润肤品。

不同严重程度湿疹的不同处理方式

如果宝宝局部皮肤破溃，出现渗水、渗血、红肿等情况，可以使用激素药膏或者抗菌、抗真菌软膏，不能直接使用湿疹膏或者润肤霜。

等皮肤完全不渗水后，可以开始使用湿疹膏。

等皮肤红肿现象有所好转后，可以开始使用润肤霜。

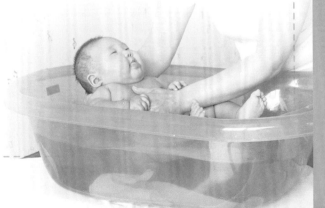

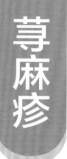

荨麻疹也叫风疹块，是很常见的皮肤病，反复发作是其特征，有15%~20%的人至少发生过1次。皮疹为暂时性风团，常在数小时内消失。伴有剧烈瘙痒，可累及皮肤和黏膜。

引起荨麻疹的原因有很多，常见原因有食物过敏、药物过敏、感染、吸入物、物理因素、精神因素、内分泌因素和遗传因素等。

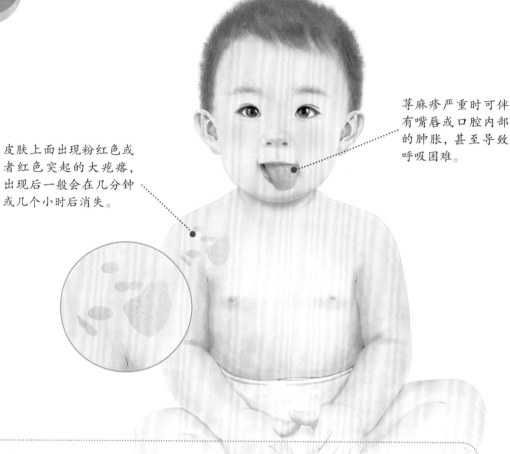

荨麻疹严重时可伴有嘴唇或口腔内部的肿胀，甚至导致呼吸困难。

皮肤上面出现粉红色或者红色突起的大疙瘩，出现后一般会在几分钟或几个小时后消失。

皮疹：常突然发生，伴有剧烈瘙痒，经数小时逐渐消失，不留任何痕迹。在搔抓部位很快出现红斑或淡红色大小不等的风团，小如针尖大，大者可达数厘米或更大，偶有波及半侧身体者。

风团：形状不定，有圆形、椭圆形、不规则形，偶有皮疹上出现水疱。

 荨麻疹忌口食物

鱼腥海鲜、罐装腌腊食品。

短期内避免食用牛奶、鸡蛋等。

不提倡"盲目"忌口，因为过分强调忌口，也不一定能起到预防作用。

养成良好的饮食习惯十分重要，应定时定量，避免过饥过饱及偏食，尤其应切忌暴饮暴食。

荨麻疹食疗方

1

方 冬瓜汤（1岁以上适用）

来源：民间验方

组方 鲜冬瓜50克。将冬瓜去皮、去子，洗净，切成小块，如常法做汤，饮汤食瓜。每天1~2次。

功效 冬瓜可清热利尿、养胃生津，用于湿热型荨麻疹。

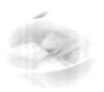

2

方 薏米粥（1岁以上适用）

来源：民间验方

组方 薏米20克，白糖适量。将薏米洗净放入锅内，加水适量，煮烂成粥，调入白糖，每天1~2次。

功效 本方渗湿利水、健脾益胃，用于脾虚湿盛型荨麻疹。

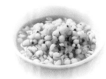

3

方 菠菜粥（1岁以上适用）

来源：民间验方

组方 菠菜、大米各50克。菠菜洗净，焯水后切碎。大米洗净，置于锅内，加水适量，熬至米熟汤稠，放入菠菜，继续熬至粥成，空腹服，每天1~2次。

功效 本方养胃润燥，健脾益气，适用于慢性荨麻疹脾胃虚弱者。

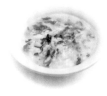

4

方 红枣木耳红糖粥（1岁以上适用）

来源：民间验方

组方 红枣、木耳各30克，大米100克，红糖适量。将红枣、木耳洗净，切成小块，再将大米洗净，一起置于锅内，加水适量，共熬成粥，加入红糖，每天1~2次。

功效 本方补血润燥，适用于反复荨麻疹血虚风燥者。食用前先将红枣核去掉，以免宝宝误食。

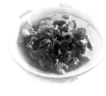

5

方 牛肉南瓜条（2岁以上适用）

来源：民间验方

组方 牛肉300克，南瓜500克，盐适量。牛肉洗净，入锅加水炖至七成熟，捞出切条。南瓜去皮、瓤，洗净切条，入锅加牛肉条、盐同炒，炒熟即可。

功效 本方适用于荨麻疹属风寒的宝宝，皮疹色淡呈丘疹状。

捏捏按按 好 得 快

按摩顺序

补脾经200次

↓

补肾经200次

↓

掐小天心 10~20次

↓

退六腑100次

↓

推三关100次

↓

清天河水100次

 自腕向肘

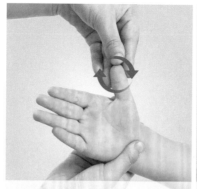

脾经位于拇指末节螺纹面。

 补脾经：用拇指指面顺时针旋推孩子拇指指腹200次。

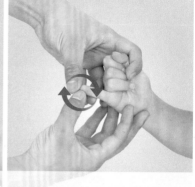

肾经位于小指末节螺纹面。

 补肾经：用拇指指面顺时针旋推孩子小指指腹200次。

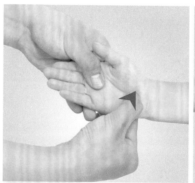

小天心位于手掌面大小鱼际交接处凹陷中。

 掐小天心：用拇指指端掐小天心 10~20次。

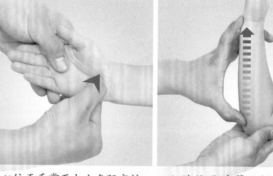

六腑位于前臂尺侧，从肘横纹至腕横纹成一直线。

 退六腑：用拇指指面或中指指面自肘向腕直推六腑100次。

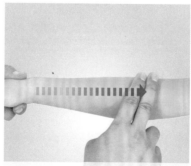

三关位于前臂桡侧，腕横纹至肘横纹成一直线。

 推三关：用拇指桡侧面或食指、中指指面自腕向肘部推三关100次。

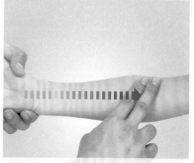

天河水位于前臂掌侧正中，自腕横纹中点至肘横纹中点成一直线。

 清天河水：用食指、中指指面自腕向肘直推天河水100次。

温馨提示

除了要避免抓挠患处，荨麻疹患儿还应穿着宽松透气的衣物，以免对患处造成刺激。另外，还要保证充足的睡眠，增强机体免疫力。

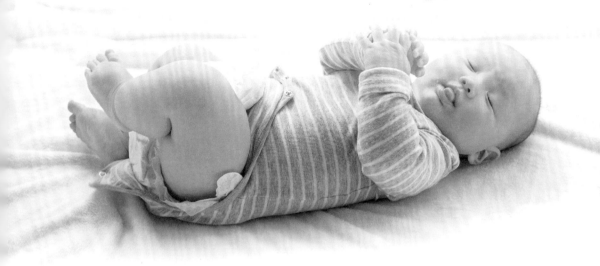

婴儿荨麻疹能自愈吗

　　婴儿荨麻疹分为急性和慢性。婴儿急性荨麻疹，避免过敏原以后，有时是可以自愈的，一般来讲急性荨麻疹比较好治。婴儿荨麻疹和上呼吸道炎症、过敏性体质、胃肠道功能失调有着一定的关系。比如有一部分宝宝是肠胃功能失调，母乳喂养的妈妈应减少摄入肥甘厚腻；对于过敏性体质宝宝，应查明过敏原，让孩子尽量避免接触确定的过敏原，这样才能得到痊愈。总之，越早明确婴儿荨麻疹出现的原因，从而针对原因给予相应的干预措施，一般预后越好。

慢性荨麻疹与急性荨麻疹有何不同

　　荨麻疹发作的急性期大多只需要使用对抗过敏反应的抗组胺药物治疗，大部分的荨麻疹会在48小时以内缓解。少数荨麻疹会反复发作，当孩子皮疹持续发作超过6周的时候，就称为慢性荨麻疹，这种情形常常需要长时间的治疗。

荨麻疹用什么药物治疗

　　口服西药：抗组胺药是荨麻疹的主要治疗药物，能减少瘙痒、风团，儿童比较常用的有西替利嗪、左西替利嗪、氯雷他定等。单用抗组胺药治疗不能获满意结果的时候，可以暂时加用糖皮质激素。糖皮质激素具有较强的抗炎、抗过敏作用，可口服小剂量泼尼松龙（强的松）片，但不宜长期使用，需要在医生的指导下服用。维生素C、钙剂也具有抗过敏作用，可以选择服用。白三烯受体拮抗剂，比如孟鲁司特钠可以用于慢性荨麻疹。

　　中医中药：临床上中医认为初发、急性者多属实证，治以疏风清热或祛风散寒为主；久则慢性者多属虚证，以益气、养血、固表为主。中医疗法治疗荨麻疹有一定的效果，但需要辨证施治，中药外洗、口服均能取得较好的效果。

　　外用药物：如果宝宝觉得皮肤瘙痒难耐，可以给他涂抹炉甘石洗剂止痒，若将炉甘石洗剂放入冰箱内冷藏，则效果更佳。皮质类固醇类的外用乳膏，也可以用于止痒，但不宜长时间使用。

手足口病

手足口病是孩子常见的发疹性传染病，3岁及以下的婴幼儿发病率最高。手足口病的临床表现有"四部曲"和"四不特征"，"四部曲"是指孩子手、足、口、臀四个部位可出现斑丘疹和疱疹；"四不特征"是指手足口病的皮疹具有不痛、不痒、不结痂、不结疤的特征，但疱疹破溃后形成溃疡，疼痛较甚。

本病可以经过胃肠道传播，也可以经过呼吸道（说话、咳嗽、打喷嚏产生飞沫）传播，如果接触患儿的口鼻分泌物、疱疹液、污染过的物品也可以传播。

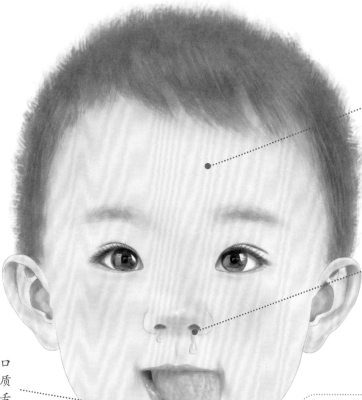

发热：半数孩子会有不同程度的发热，也有的孩子不发热，部分孩子会有头痛。

鼻部：在初期会有流鼻涕、打喷嚏的症状。

舌象：手足口病孩子的舌质会比较红，舌苔黄腻。

口部：扁桃体、悬雍垂、颊黏膜、舌面、牙龈、软腭等口腔部位会出现疱疹，有时会疼痛，影响进食，出现恶心、呕吐的症状。

手足口病忌口食物

冰冷的食物：冷饮、雪糕、冰淇淋等。
辛辣的食物：辣椒、葱蒜、生姜等。
腌制的食物：咸菜、腊肠、咸鱼等。
粗糙的食物：硬饼干、爆米花、甘蔗等。
辛温的食物：羊肉、桂圆、韭菜、荔枝等。
海鲜类食物：螃蟹、龙虾、扇贝、带鱼等。

手足口病食疗方

1 方 薏米绿豆粥（1岁以上适用）

来源：民间验方

组方 薏米、绿豆各60克，大米100克。将薏米、绿豆、大米洗净，同入锅中加水煮粥即可。

功效 本方具有清热祛湿的功效，适用于手足口病疱浆浑浊、食欲不佳、恶心、呕吐、大便黏的孩子。

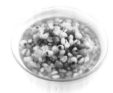

2 方 芦根大米粥（1岁以上适用）

来源：民间验方

组方 新鲜芦根约150克，大米100克。将鲜芦根洗净，切成小段，煎后取汁去渣，加入洗净的大米煮粥。

功效 本方具有清热、除烦、止呕的作用，适用于因高热引起口渴、烦躁不安、哭闹、呕吐的手足口病孩子。

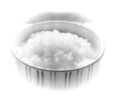

3 方 拌绿豆芽（2岁以上适用）

来源：民间验方

组方 水发新鲜绿豆芽、芝麻油、盐各适量。将绿豆芽用开水焯熟，捞出后沥水，拌以盐、芝麻油即可食用。

功效 本方具有清热解毒、利尿的作用，适用于孩子患手足口病的各个时期，尤其是伴有尿黄、尿少症状孩子的理想膳食。

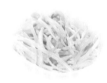

4 方 淡竹叶粥（3岁以上适用）

来源：民间验方

组方 淡竹叶30克，大米100克，白糖适量。淡竹叶、大米洗净。淡竹叶入锅，加水煮沸后约10分钟，加入大米，再继续置于火上煮至粥成。加入白糖即可。

功效 本方具有清心火、除烦热、利小便的功效，适用于手足口病出现烦躁不安、尿少症状的孩子。

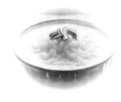

5 方 桑菊薄竹饮（5岁以上适用）

来源：《广东凉茶方》

组方 桑叶、菊花各10克，苦竹叶、白茅根各30克，薄荷6克。原料洗净，放入茶壶内，用开水冲泡温浸30分钟。代茶频饮。

功效 本方具有宣肺解表、利尿祛湿的功效，适用于手足口病初期的孩子，表现为发热、口腔内疱疹、咽痛、咳嗽、呕吐、头痛等。

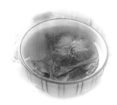

手足口病有后遗症吗

手足口病大多数为轻型病例，有自限性（1~2周），一般预后良好，经过积极治疗和护理会痊愈，不会留下后遗症。但仍有极少数的孩子会出现重型的感染，父母一旦发现孩子出现发热、皮疹等症状，就要尽快到医院就诊。而且不论孩子是否出现了典型的手足口病症状，只要孩子感染了能引发手足口病的肠道病毒后，就成了病毒的传染源。因此，我们建议在治疗期间孩子最好在家静养，尽量不要外出接触其他孩子，以免交叉感染。一般从生病开始隔离2周。因此，面对手足口病，父母们应做到早发现、早诊断、早治疗，避免并发症的出现。

绝大多数的手足口病症状较轻，大约7天可自愈，无须采取特殊治疗。

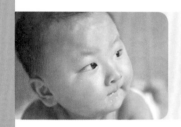

6 6 手足口病初期可能出现感冒的症状，如流涕、咳嗽、食欲不佳、恶心、呕吐、头痛等，口腔黏膜可有疱疹，半数孩子会发热，较小的孩子还会哭闹、拒绝进食、流口水等。**9 9**

区分手足口病与疱疹性咽峡炎

手足口病和疱疹性咽峡炎都是由肠道病毒引起的，表现的症状也有相似之处。从这一点看，二者属于同一类疾病。但手足口病与疱疹性咽峡炎从致病原，到出现疱疹的位置，再到并发症，都是有区别的：

疱疹性咽峡炎早期就是发热，只有3~24小时以后嗓子红了，起疱了才能确诊。所以建议家长在孩子出现发热症状的24小时内尽可能在家护理，24小时以后有问题再看医生，做相对准确的检查。

	手足口病	疱疹性咽峡炎
致病原	引发手足口病的肠道病毒以柯萨奇病毒A16型（CoxA16）和肠道病毒71型（EV71）最为常见	引发疱疹性咽峡炎的肠道病毒以柯萨奇病毒A组病毒为主
疱疹位置	手足口病的疱疹除了上述部位，还可以出现在颊黏膜、舌面、牙龈上，同时手、足、臀部也会出现疱疹	疱疹性咽峡炎的疱疹主要出现在口腔后部，如咽腭弓、悬雍垂、软腭或扁桃体上，而手足无疱疹
并发症	极少数患手足口病的孩子会出现严重的并发症，如心肌炎、脑炎、脑膜炎等	疱疹性咽峡炎预后较好，不会出现并发症

如何预防手足口病

目前，没有任何一种药物可以预防手足口病。手足口病主要是通过手口、粪口传播途径传播，提倡通过"勤洗手、多通风、吃熟食、喝开水、晒太阳"来预防。

1.勤洗手：做到饭前、便后、外出回来后都用肥皂或洗手液给孩子洗手，每次洗手15秒以上，让孩子养成讲卫生的好习惯。

2.吃熟食：给孩子准备的食物要彻底清洗干净，并加热煮熟，不要让孩子喝生水、吃生冷食物，少让孩子吃零食。

3.日常用品勤清洗：对孩子的玩具、餐具要经常清洗，衣物、被褥经常换洗暴晒，婴幼儿使用的奶瓶、奶嘴，在使用前后应充分清洗消毒。

4.避免接触患病的孩子：不要让你的孩子接触患病的孩子，也不要接触他们的衣物、玩具、排泄物等，以减少被传染的机会。

5.少出门、勤通风：在手足口病流行季节，不宜带孩子到人群聚集、空气流通差的公共场所，注意保持家庭环境卫生，经常开窗通风。

> 夏秋季节是手足口病的高发期，患此病的小孩也会越来越多。家长一定要用正确的方法预防，避免自己的孩子被传染。

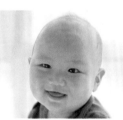

手足口病孩子的护理

1.轻症患病宝宝不必住院，宜居家治疗、休息，宝宝的房间要定时开窗通风，保持空气新鲜；减少人员进出宝宝房间，避免继发感染；家人不要在室内吸烟，防止空气污浊。

2.患病宝宝宜卧床休息1周，多喝温开水，防止因发热、失去体液而脱水。平时尽量让宝宝待在家里，避免去公共场所，直到热度、皮疹消退及水疱结痂，一般需隔离2周。

3.宝宝可能因发热、口腔疱疹不愿进食，所以饮食要清淡、易消化，口腔有糜烂时多吃流食，禁食冰冷、辛辣等刺激性食物。大些的孩子饭前、饭后要用淡盐水漱口；太小的宝宝可用消毒棉棒蘸淡盐水轻轻擦拭口腔。如果口腔内的溃疡引起疼痛，可将鱼肝油或维生素B$_2$片研成粉，涂在口腔患处，促使糜烂愈合，防止继发感染。

4.宝宝的衣服、被褥要定期清洁，衣着应宽大、柔软，经常更换；剪短孩子指甲，必要时包裹孩子双手，防止抓破皮疹；疱疹局部破裂可涂抗生素软膏；宝宝的毛巾、手帕、水杯、牙刷、玩具、餐具及衣物等，可用"84消毒液"浸泡（遵照使用方法），或在日光下暴晒。

5.孩子发低热，一般可让孩子多饮水，不需要特殊的处理；但是如果孩子的体温超过38.5℃，就需在医生指导下服用一些退热剂；一旦孩子出现恶心、呕吐、烦躁、发热、精神变差、嗜睡、厌食等不良情况，父母就要带着孩子及时就医了。

水　痘

　　水痘由水痘带状疱疹病毒引起，是传染性极强的常见的出疹性传染病，孩子半岁至2岁时最容易被传染。水痘主要通过空气中的飞沫传播，还可以通过接触孩子疱疹内的疱浆以及衣服、玩具等而传染。90%以上未出过水痘的孩子感染病毒后都会发病，一次感染后可获终身免疫。

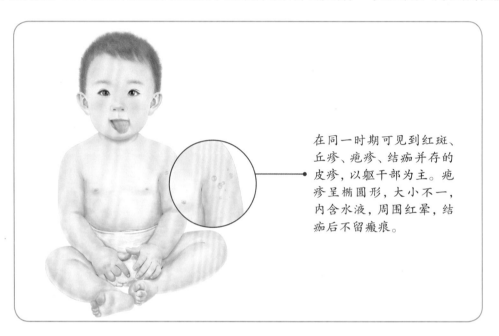

在同一时期可见到红斑、丘疹、疱疹、结痂并存的皮疹，以躯干部为主。疱疹呈椭圆形，大小不一，内含水液，周围红晕，结痂后不留瘢痕。

宝宝得了水痘会有哪些反应

　　孩子在起病初期会有类似感冒的症状，有的孩子没有任何不适症状而首先出现皮疹。皮疹先在躯干出现，逐渐延及头面部和四肢，呈向心性分布，即躯干多、面部四肢较少、手足更少。初起为粉红色针尖大小的斑丘疹，数小时后变成透明饱满绿豆大小的水疱，周围绕以红晕。

　　水疱初起呈清澈的水珠状，壁薄易破，伴有瘙痒。24小时内水疱液体变浑浊，2~3天后干燥结痂，以后痂脱而愈，不留瘢痕。在发病3~5天内，皮疹陆续分批发生，所以同时可见丘疹、水疱、结痂等不同时期的皮疹，病程2~3周。水痘通常不会引起严重的并发症，但体质虚弱的或正在进行激素等免疫抑制剂治疗的孩子患水痘时常会加重病情，有时候威胁性命。

得了水痘有哪些食疗方

　　家长应避免给孩子进食酸性、辛辣刺激或油腻食物，忌吃鱼虾、螃蟹等海鲜发物，宜给予易消化及营养丰富的流质及半流质饮食。宜饮绿豆汤、银花露、小麦汤、开水等。胡萝卜香菜羹可以疏风清热消水痘：胡萝卜、香菜各60克，洗净切碎，加水煮烂，加冰糖服用，每天1剂，分3次服完，连服1周（2岁以上孩子适用）。

孩子得了水痘应该怎么办

1.勤给孩子量体温，如果孩子有发热的情况，父母要及时给孩子服用退热的药物来尽快退热，并给孩子喝大量的温开水。

2.防止孩子抓挠疱疹，若抓破容易发生感染，而且还会留下瘢痕，所以妈妈要给孩子剪短指甲，并保持手指清洁。对婴幼儿可戴连指手套。

3.为减轻孩子的瘙痒感，可以用温水来给孩子淋浴，也可用适量的金银花、蒲公英、车前草一同煮水给孩子洗浴或擦浴，以清热解毒。

4.如孩子感到奇痒，给他穿宽松柔软的棉质衣服，会令他感到舒适。

5.为预防水痘传染，应对孩子隔离至皮疹全部结痂为止，不要让孩子接触水痘病人，对接触过水痘病人的孩子最好也要隔离观察3周。

孩子接种水痘疫苗后，应在接种医院停留30分钟，观察无异常后才可离开。接种水痘疫苗后的6周内，要避免给孩子使用阿司匹林。

得了水痘可以洗澡吗

有些妈妈担心洗澡容易将水痘弄破，不敢给宝宝洗澡，其实皮肤上有很多细菌，应及时清洗，否则宝宝不慎抓破了水痘，细菌经破损部位侵入身体，严重时可造成感染。所以即使宝宝患水痘时也应勤洗澡、勤换衣，但洗澡时动作一定要轻柔，水温稍低于平时，洗澡后，不要用毛巾直接擦干身体，而应用干爽、柔软的大浴巾轻轻把水分吸干。

> 水痘是自限性疾病，症状一般并不严重。如果没有出现并发症，只要加强护理、对症治疗和耐心等待，疾病恢复即可。

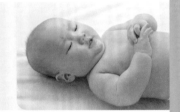

接种水痘疫苗要注意什么

冬春季节是水痘的高发季节，因此在这个季节里要注意个人卫生，尽量少带孩子去公共场所。而接种水痘疫苗是最有效的预防手段。目前用的水痘疫苗是一种减毒的活病毒疫苗，接种后可以起到很好的预防作用，而且水痘疫苗所产生的保护作用可以长期存在。

水痘疫苗不能与麻疹疫苗同时接种，两者的接种时间至少要间隔1个月以上。

一般来讲，12月龄至12周岁未感染过水痘、也没有接种过水痘疫苗的孩子，接种一次水痘疫苗就可对水痘产生足够的免疫力，达到预防疾病的预期效果。13周岁及以上的人群则需要接种2次，2次接种疫苗的时间需间隔6~10周。当然也不是所有的孩子都可以接种水痘疫苗，如果你的宝宝有发热、急性传染病、活动性肺结核等病症都不能接种。此外要注意水痘疫苗仅用于皮下注射，不能与其他疫苗在同一注射器中混合。

过敏性鼻炎

过敏性鼻炎是儿童常见的变态反应性疾病，临床以鼻痒、阵发性喷嚏、大量水样鼻涕和鼻塞为主要症状，属于中医学"鼻鼽"的范畴。随着大气污染等环境问题日益严重，我国儿童过敏性鼻炎的发病率已达10%，并呈持续增长的趋势。

过敏性鼻炎是引发哮喘的一项重要危险因素。持续的鼻部症状可对孩子的记忆力、注意力和睡眠造成持久影响，给孩子和家长带来很多苦恼，严重地影响生活质量。

眼部：眼睛痒，经常揉眼，易流泪，结膜充血，可见眼睑肿胀，黑眼圈。

面色：部分患儿可见面色淡白无华。

鼻部：流清水样鼻涕，鼻痒、鼻塞，喷嚏；由于经常向上揉搓鼻尖而在鼻部皮肤表面可出现横行皱纹。

口部：由于鼻塞，经常张口呼吸，长期会导致咽干、声音嘶哑。

过敏性鼻炎忌口食物

辛辣刺激之品：如辣椒、胡椒粉等，避免刺激鼻黏膜。

易引起过敏的食物：如虾、蟹等海鲜类，鸡蛋、牛奶等。

生冷食物：如冰淇淋、雪糕等冷饮食物，生冷食物会损伤脾胃，降低免疫力。

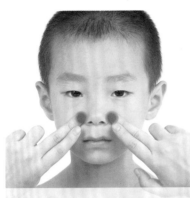

迎香位于鼻两旁，在鼻唇沟中。

1 按揉迎香：用双手中指或拇指指面或用一手食指和中指指面按揉1~2分钟。

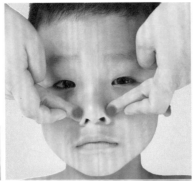

鼻通（即上迎香）位于鼻两侧、鼻唇沟上端尽头。

2 按揉鼻通：用双手中指或拇指指面，或用一手食指和中指指面按揉1~2分钟。

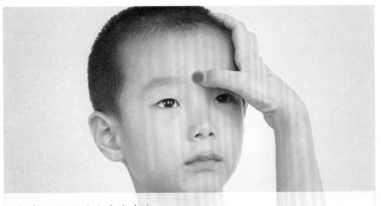

印堂位于两眉头连线中点。

3 按揉印堂：用右手拇指螺纹面按揉1~2分钟。

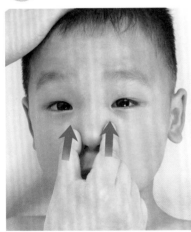

4 捏鼻：用右手食指和拇指反复捏鼻翼1~2分钟。

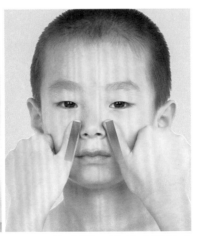

5 擦鼻翼：用双手拇指或食指指面上下反复擦鼻翼1~2分钟。

捏捏按按治鼻炎

按摩顺序

按揉迎香1~2分钟

按揉鼻通1~2分钟

按揉印堂1~2分钟

捏鼻1~2分钟

擦鼻翼1~2分钟

温馨提示

本页的这套鼻保健操，适合每日早晚各做1次，每次5分钟左右，病情较重时每日可增加1~2次。

蛀　牙

蛀牙又称龋齿、虫牙，是细菌性疾病，可以继发牙髓炎和牙周炎，甚至能引起牙槽骨和颌骨炎症。如不及时治疗，病变继续发展，会形成龋洞，终至牙冠完全破坏消失，其发展的最终结果是牙齿丧失。蛀牙发病率高，分布广，是常见的口腔病之一。

这些食物要忌口

糖是产生蛀牙的物质基础，精细糕点、饼干、糖果、巧克力等容易附着在牙齿上，又易发酵，从而诱发蛀牙。所以为了预防蛀牙，需要避免进食含糖量高、易发酵产酸的细软、黏性大的食物。

哪些食物可以帮助防蛀牙

香菇	香菇中含有鲜香味的鸟苷酸和香菇精，气味芳香，有助于口气清新。另外香菇含大量维生素C，同样具有杀灭有害菌、保护牙齿的作用
芹菜	芹菜中有大量的膳食纤维，吃芹菜的同时就能擦去不少黏附在牙齿表面的细菌。对富含膳食纤维食物反复地咀嚼还可刺激唾液的分泌，平衡口腔内的酸碱度
乳酪	牙齿最怕口腔中的酸环境，乳酪是最好的口腔酸碱平衡卫士，其中丰富的磷酸盐可以中和口腔中的酸性物质，不利于细菌活动。乳酪中还有大量利于人体吸收的钙，对孩子牙齿生长有很好的帮助
葡萄干	酸甜的葡萄干也是健齿的好食物。美国学者称，葡萄干内含有多种抑制口腔细菌生长的化合物，这些化学物质是植物中的天然抗氧化剂，有利于牙齿和牙龈健康，能够有效地防止蛀牙、牙龈炎和牙周炎等

蛀牙和换牙的区别

蛀牙是细菌性疾病，会造成以下伤害：牙体缺损；龋洞内食物残渣滞留，细菌聚集，使口腔卫生恶化；乳牙因龋早失，造成恒牙间隙缩小，发生位置异常；乳牙龋坏破损的牙冠易损伤局部的口腔黏膜组织；蛀牙严重，造成咀嚼功能降低，影响孩子的营养摄入，对生长发育就会造成影响；长大后可能会影响美观和正确发音。因此，蛀牙是危害宝宝生长发育的常见口腔疾病之一，需要早期发现并干预治疗。

换牙是乳牙脱落、恒牙长出的过程。人的一生中都要长2次牙齿，即乳牙和恒牙。一般6~7岁开始换牙，先从门牙，然后尖牙，最后磨牙，直到12~13岁乳牙全部脱落，恒牙替换完毕。

蛀牙有哪些危害

1. 由于蛀牙疼痛，以及乳牙龋坏早失，导致咀嚼功能降低，胃肠消化吸收减弱，造成机体营养不良，孩子生长发育受到影响。

2. 孩子的蛀牙可能会引起感染性疾病。孩子蛀牙引起根尖周围感染时，往往成为感染病灶，造成全身性感染。

3. 孩子的蛀牙会引起牙齿根端肉芽肿、囊肿、牙髓感染等，这些感染部位可成为感染病灶，在过度疲劳、感冒等身体抵抗力降低时，可诱发肾炎、风湿热、扁桃体炎、脓疱疮、猩红热、败血症等疾病。

4. 蛀牙疼痛，会造成偏侧咀嚼习惯，久之便造成面部发育不对称。

5. 孩子的蛀牙会引起乳牙早失，在孩子牙齿生长的过程中，相邻的牙齿会因此向缺隙处移位，造成咬合关系偏差；乳牙龋齿如不及时治疗，还可引起恒牙发育不良。另外，乳牙是孩子的咀嚼器官，由于咀嚼功能的刺激，才能促进颌骨的正常发育，失去了这种正常生理刺激，颌骨的正常发育受到影响，可造成颌面部轻重不等的畸形。

宝宝出生至7个月，父母应以手指卷纱布或用棉花棒以温开水沾湿，轻拭宝宝舌头、牙龈上的食物残渣，养成喂食后即清洁的习惯；7个月~1岁半，乳前牙开始萌出，每进食完毕，应擦拭孩子牙面污秽；1岁半~3岁，乳后牙已陆续长出，可用牙刷开始帮宝宝刷牙。

如何帮宝宝科学清洁牙齿

1岁半以后尤其是处于换牙期的孩子要每天刷牙，如果牙刷选用不当、刷牙力度不当或者刷牙方式不对、不坚持每天刷牙都可引起蛀牙。

> **"** 妈妈坐在椅子上，将宝宝放在腿上，让宝宝的头稍微往后仰，用温开水沾湿干净的纱布，将食指深入口腔轻轻擦拭宝宝的舌头、上下颚以及牙龈等部位。 **"**

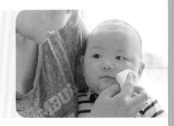

牙刷的选择	刷头圆钝且小，长度不能超过4颗门牙的宽度；刷毛软，前面的刷毛比较长；刷柄是防滑设计。牙刷要2个月换1次
牙膏的选择	等孩子上幼儿园中班或大班时就可以开始用含氟牙膏了，一次用绿豆大小的量，要保证孩子每次刷完牙能漱干净口，确保孩子把刷牙后的漱口水吐出来
刷牙方式	一定要竖刷，而不能横刷。将牙刷放在牙龈部位，上牙往下刷，下牙往上刷，并按照一定的顺序刷牙，从后向前，从左到右，从外侧到内侧，每个牙面刷8~10次，刷完全口牙齿需要2~3分钟，要照顾到每一颗牙齿，而且早晚要各刷1次牙
看牙医	每6个月让孩子接受一次口腔健康检查

磨 牙

宝宝磨牙的发生，是由于宝宝大脑中负责指挥颌骨运动的部分脑细胞发生了不正常的兴奋，从而引起了宝宝的三叉神经功能紊乱，造成宝宝的咀嚼肌发生强烈的非功能性持续收缩，随之发出杂音的现象。换言之，宝宝磨牙其实就是一种咬合障碍，致使宝宝咀嚼器官的协调关系遭到了某种破坏，宝宝的大脑便迫使机体以增加牙齿磨动的方式来去除这种障碍，宝宝磨牙现象随之出现。宝宝长期磨牙会直接损害牙齿，釉质磨损后，露出牙髓，容易引起牙本质过敏，磨牙宝宝的饮食应该尽量避免冷、热、酸、甜等刺激性食物，以免发生疼痛。

宝宝磨牙怎么办

偶尔、短暂的磨牙无碍健康，也不用特别处理，但较长时间或较严重的磨牙危害极大，及时治疗势在必行，治疗应从以下几个方面入手：

1. 肠道寄生虫可能会引起宝宝磨牙。如果发现宝宝的肛门处发红、瘙痒，就要考虑是否肠道有寄生虫，及时带宝宝至医院就诊，并在医生的指导下服用驱虫药。

2. 及时纠正宝宝的不良饮食习惯，让宝宝充分摄取各种维生素和微量元素。平时不要给宝宝吃太多零食，睡前不要给宝宝吃不易消化的食物，吃饱后要玩一会再让宝宝上床睡觉。

3. 患有佝偻病的话，应在医生的指导下给宝宝服用维生素D软胶囊、钙片，多晒太阳以增强钙的吸收，夜间磨牙情况就会逐渐减少。

用拇指螺纹面按揉宝宝手掌大鱼际平面处，每天1~3分钟，可缓解宝宝磨牙的症状。

4. 家长要给宝宝营造一个舒适的家庭环境，睡前不要让宝宝看过于刺激的电视，不能过于兴奋，夜间要保持安静。要经常和宝宝沟通，如果宝宝有心结，应及时帮助解决，解除宝宝的心理压力。

5. 宝宝换牙期间，如果有牙齿发育不良、牙齿排列不齐的情况，应定期带宝宝去看牙科医生，根据医生的建议做牙齿矫正和治疗。

6. 如果发现宝宝睡姿不好，应帮助其及时调整，以免造成宝宝身体的不适。平时不要让宝宝养成蒙头睡觉的习惯。

7. 中医治疗也可助一臂之力，包括针灸、推拿以及中药等，父母可以带宝宝至中医院儿科就诊治疗。

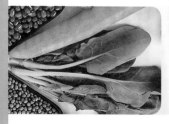

" 磨牙宝宝饮食上应该合理调节膳食，给予易消化的食物，教育孩子不偏食、不挑食，晚餐不易过饱，还要适当补充维生素和微量元素。**"**

宝宝老磨牙是缺钙吗

宝宝磨牙，有些妈妈就条件反射地认为宝宝缺钙了，其实引起宝宝磨牙的原因有很多，并不一定是因为缺钙。

1.肠道有寄生虫：当宝宝的肠道有蛔虫时，蛔虫分泌的毒素可能会对肠道造成刺激，导致宝宝的肠道蠕动加快，从而引起消化不良、宝宝肚脐周围疼痛以及睡眠不宁的症状。当毒素刺激宝宝的神经时，就可导致宝宝的神经兴奋，从而引起磨牙。蛲虫也是引起宝宝磨牙的另一种肠道寄生虫，因为它同样会在宝宝的体内分泌毒素，一方面引起宝宝肛门瘙痒，另一方面影响宝宝睡眠并导致磨牙。

如果是肠道蛔虫引起的磨牙，还会有阵发性腹痛、恶心、呕吐、腹壁软等表现。

2.消化功能紊乱：如果孩子晚餐吃得太晚、太多或临睡前加餐，睡觉时胃肠道就无法休息，不得不继续工作以确保能将孩子胃里的食物消化掉，从而可能刺激大脑的相应部位，通过神经引起咀嚼肌持续收缩，引起孩子不自觉的磨牙行为。

3.宝宝营养不均衡：有的孩子挑食，不爱吃蔬菜，导致营养不均衡。这样的孩子会缺乏钙、磷等微量元素和各种维生素等，而这些营养元素的缺乏会导致孩子自主神经紊乱，在睡眠期间面部咀嚼肌不由自主地收缩，引起夜间磨牙的现象。

4.精神过度紧张：如果孩子白天或者睡前看了情节紧张的动画片或听了扣人心弦的故事，在入睡后，他的大脑仍会处于兴奋状态，得不到休息，带动一部分神经系统也得不到休息，就会引起夜间磨牙的症状。

> 66 如果孩子睡前因某件事受到爸爸妈妈的责骂，或者不适应幼儿园生活，引起精神总是处于紧张状态，也会夜间磨牙。 99

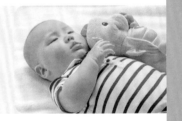

5.牙齿生长发育不良：牙齿替换期间，如果孩子患了佝偻病、营养不良、先天性个别牙齿缺失等，使牙齿发育不良，上下牙接触时会发生咬合面不平，也会导致夜间磨牙。

7~12岁是儿童恒牙的逐渐发育的时期，如果牙齿发育不好，上下牙接触时有的牙尖过高，咬面不平，也会引起夜间磨牙，这时要请口腔科医生仔细检查，并在医生指导下配制牙垫来减少磨牙次数。

6.睡眠姿势不好：如果宝宝睡觉时头经常偏向一侧，就会造成咀嚼肌不协调，使受压的一侧咀嚼肌发生异常收缩，引起磨牙。此外，宝宝晚上蒙头睡觉，由于二氧化碳过度积聚，氧气供应不足，也会引起磨牙。

7.其他原因：有些孩子的磨牙症与其成长和发育有密切的关系。还有一些孩子的磨牙实际上是他们对疼痛（如耳痛或牙痛）的一种反应，就像搓揉酸痛肌肉一样，孩子磨牙也是缓解疼痛的一种本能。随着孩子年龄的增长，这种原因引起的磨牙现象会自动消失。

捏捏按按
不 磨 牙

按摩顺序

清肝经100~300次

⬇

退六腑100~300次

⬇

掐揉四横纹各5~10次

⬇

掐揉板门100~300次

⬇

掐运内八卦100~300次

🔄 顺时针

⬇

掐揉颊车、承浆各5~10次

⬇

拨揉合谷3~5分钟

⬇

捏脊3~10次

⬇

摩腹5~8分钟

🔄 顺时针

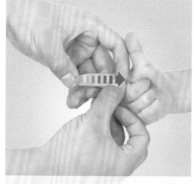

肝经位于食指末节螺纹面。

① 清肝经：用拇指指面由食指指端向指根方向直推100~300次。

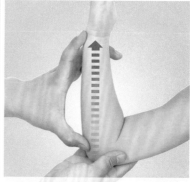

六腑位于前臂尺侧，从肘横纹至腕横纹成一直线。

② 退六腑：用拇指指面或中指指面自肘向腕直推六腑100~300次。

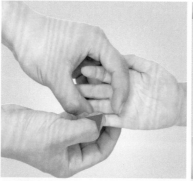

四横纹位于手掌面食指、中指、无名指、小指近端指间关节横纹处。

③ 掐揉四横纹：用拇指指甲掐揉四横纹各5~10次。

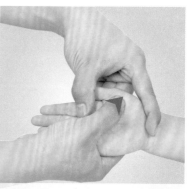

板门位于手掌大鱼际平面。

④ 掐揉板门：用拇指螺纹面掐揉板门100~300次。

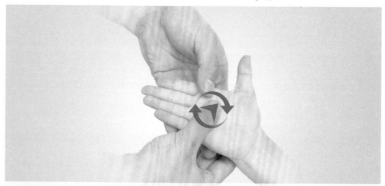

内八卦位于手掌面，以手心为圆心，以圆心至中指根横纹约2/3处为半径作圆周。

⑤ 掐运内八卦：用拇指指端顺时针掐运内八卦100~300次。

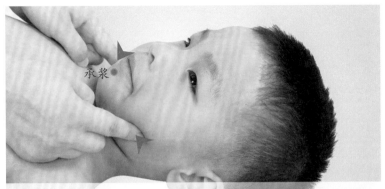

承浆

颊车位于耳垂下方，下颌骨后方边缘，上下牙齿咬紧时，在隆起的最高点；承浆位于下唇下方正中凹陷处。

6 掐揉颊车、承浆：用拇指或食指分别掐两穴 5~10 次。

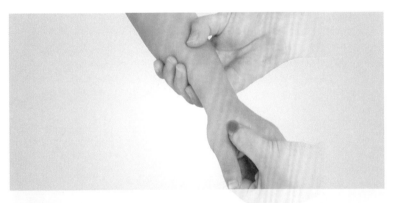

合谷位于手背，第 1、第 2 掌骨间，第 2 掌骨桡侧的中点处。

7 拨揉合谷：每揉 3 次，向外拨动 1 次，操作 3~5 分钟。

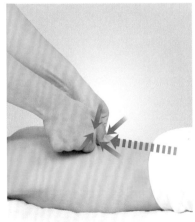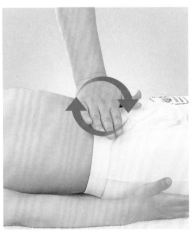

8 捏脊：从第 1 胸椎至尾椎，由下往上捏脊 3~10 次。

9 摩腹：用手掌面顺时针摩腹 5~8 分钟。

鼻出血

鼻出血是临床常见的症状之一，多为单侧出血，少数情况下可出现双侧鼻出血；出血量多少不一，轻者仅为涕中带血，重者可引起失血性休克，反复鼻出血可导致贫血。

鼻腔出血是宝宝3岁以后常出现的症状之一，这与鼻子的生理构造有关系。孩子的黏膜很薄，毛细血管丰富，当外界气候环境变化、空气压力改变，孩子玩耍不慎碰伤，因鼻塞而用力挖鼻孔或者因鼻子痒而揉鼻子时，都容易引起鼻出血。

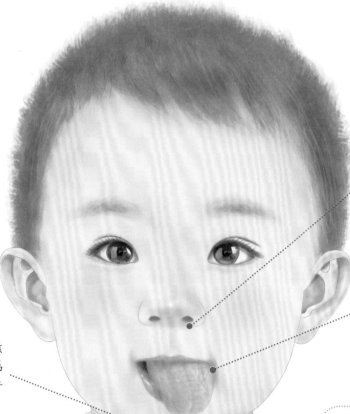

鼻血：涕中带血，多属风热犯肺型鼻出血；鼻血色红量多，多属火热炽盛型鼻出血；血色淡红，多属气血不足型鼻出血。

口腔：口干多属风热犯肺型鼻出血；口渴喜饮，多属火热炽盛型鼻出血。

咽喉：咽痛，咳嗽少痰，多属风热犯肺型鼻出血。

牙龈：牙龈出血多属火热炽盛型鼻出血。

排泄物：大便秘结、小便赤黄多属火热炽盛型鼻出血。
其他：神疲乏力、头昏目眩、腰酸腿软多属气血不足型鼻出血。

鼻出血忌口食物

辛辣食物：如辣椒、花椒、胡椒、茴香等。

生冷食物：如冰棒、雪糕、冷饮等。

油腻食物：如油炸食品、膨化食品等。

鼻出血食疗方

1 方 鲜藕汁饮（1 岁以上适用）

来源：民间验方

组方 鲜藕 300 克，白糖适量。鲜藕磨烂挤汁 50~100 毫升。每次取 50 毫升，用白糖调匀，炖滚后服用。

功效 本方可清热解暑、凉血止血，对于体内有积热、鼻出血的孩子有疗效。

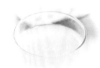

2 方 黄花菜瘦肉汤（2 岁以上适用）

来源：民间验方

组方 干黄花菜 30 克，瘦猪肉 100 克，蜜枣 2 枚，盐适量。黄花菜泡发洗净，瘦猪肉洗净切片。黄花菜、猪肉片、蜜枣同入锅内，加水适量慢火炖 1 小时，加盐调味后食用。

功效 本方有清热平肝、润燥、止鼻血之效。

3 方 藕节蜜汤（2 岁以上适用）

来源：民间验方

组方 藕节 20 克，蜜枣 2 枚。将藕节洗干净，与蜜枣一起加水适量入锅煮，小火煮至水量成半碗即可，分 1~2 次饮用。

功效 本方能清热止血，对儿童鼻出血有疗效。

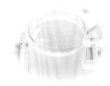

4 方 鲫鱼石膏煲豆腐（3 岁以上适用）

来源：民间验方

组方 鲫鱼 1 条（约 150 克），豆腐 200 克，生石膏 30 克，盐适量。鲫鱼宰好洗净，豆腐切小块。鲫鱼、豆腐块、生石膏同放入锅中，加水适量煲 1 小时，加盐调味即可食用。孩子可只饮汤不吃渣，以防鱼骨哽喉。

功效 本方有清肺热、降胃火、止鼻血的功效。需要在医生指导下用本方。

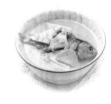

5 方 生地二根饮（5 岁以上适用）

来源：民间验方

组方 生地黄、鲜白茅根各 30 克，鲜芦根 50 克。原料洗净，用水煎服，每天 1 剂，代茶饮，连用 5 天。

功效 本方能清热凉血、止血。

捏捏按按
止鼻血

按摩顺序

开天门30~50次

 自下而上

↓

按揉合谷30次

↓

按揉迎香30~50次

 鼻翼外缘中点

↓

掐人中3~5次

 温馨提示

如果经常出现鼻出血，应该积极就医，找出病因，治疗原发病。出血发生时，要立即以正确的方法止血（见第129页）。

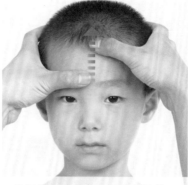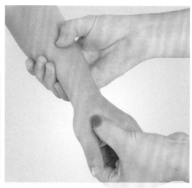

天门位于两眉中间至前发际成一直线。

合谷位于手背，第1、第2掌骨间，第2掌骨桡侧的中点处。

1 开天门：拇指自下而上交替直推天门30~50次。

2 按揉合谷：用拇指指端按揉合谷30次。

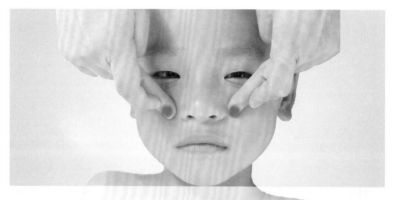

迎香位于鼻翼外缘中点旁开0.5寸，当鼻唇沟中，左右各一穴。

3 按揉迎香：用中指指端按揉迎香30~50次。

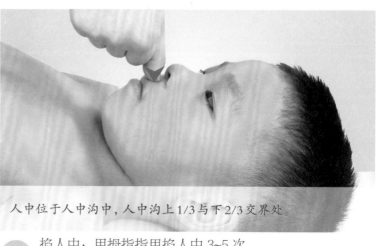

人中位于人中沟中，人中沟上1/3与下2/3交界处。

4 掐人中：用拇指指甲掐人中3~5次。

孩子鼻出血怎么办

如果只是鼻子少量滴血，可以用冰袋或湿毛巾冷敷孩子的前额及颈部，或者可以让孩子用冷水及冰水漱口，也能减少出血。

　　家长遇到这种情况时一定不要惊慌，不要看到大量出血就乱了方寸，要保持镇静，安抚好孩子的情绪，让孩子采取直立坐姿，稍微向前倾，头微微朝下，如果孩子口中有血千万不要咽下去，要引导孩子将口中的血吐出来。然后确定是哪一侧鼻孔流血，按住同侧鼻翼，压向鼻中隔的方向，一般5~15分钟就可以止住鼻出血。

　　如果不能确定是哪一侧鼻孔流血或者双侧鼻孔都有流血，可以用拇指及中指同时紧压两侧鼻翼，使出血的部位受到压迫而停止流血，约5分钟后松手看看是否止血了。若继续流血，则再重复紧压鼻翼5~10分钟，大多数可止血；或用拇指及食指捏住双侧鼻翼，持续压紧5~7分钟；或在两边鼻孔内各塞入一小块消毒过的湿纱布，也有助止血；也可以配合用冷毛巾敷头部或鼻根部。

> 父母的紧张情绪非常容易影响到孩子，给孩子造成心理上的压力。家长需要安抚孩子紧张害怕的情绪，让宝宝平静、轻松，配合家长的安排。

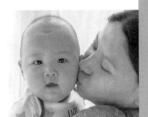

宝宝鼻出血时，用错误止血方法很危险

　　错误方法一：将孩子的头仰起来，控制鼻血下流。这种方法很容易将鼻腔内的血倒流到胃中，鼻血倒流到胃中会引发恶心、呕吐，一旦引起恶心呕吐，鼻血就会又从口腔中吐出来，出现这种情况，家长就会更加惊慌，误以为孩子出现重大疾病，进而产生很多不必要的麻烦。其实，这种方法不仅是错误的，而且是非常危险的，很多时候鼻腔里的血没有流到胃里，而是呛到气管里，这将引起孩子窒息、休克，后果不堪设想。

　　错误方法二：将鼻出血一侧的胳膊举起来。这种方法不会减轻孩子流鼻血的情况，反而会耽误治疗时间。

　　错误方法三：用卫生纸堵住流鼻血的鼻孔。很多家长看到宝宝流鼻血的第一反应，就是找来卫生纸将流血的鼻孔堵住，其实，这种做法会加重流鼻血的情况。卫生纸很有可能将宝宝很嫩的鼻黏膜进一步撕裂，也可能会划破孩子稚嫩的鼻黏膜。卫生纸携带的细菌进入鼻腔还可能造成鼻腔感染。

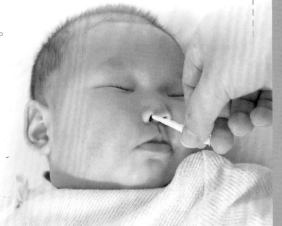

近　视

在放松的状态下，平行光线经眼球屈光系统后聚焦在视网膜之前，称为近视。所谓近视，即只能看近不能看远。近视是由于从远处来的平行光经过眼的屈光系折光之后，在视网膜之前集合成焦点，在视网膜上则结成不清楚的像，所以导致远视力明显降低，但近视力尚正常。

人的眼睛发育有两个快速阶段：一是3~5岁，二是12~15岁。这两个阶段称为视力发育的"黄金期"。在第一个"黄金期"（3~5岁）时，给宝宝进行一次全面、规范的视光学检查，并进行科学的视光学评估，建立宝宝的第一份电子病例视力档案。然后每个季度查一次视力，每半年进行一次视光学检查，动态跟踪观察，以便早期发现、早期干预治疗。通过散瞳、验光可明确诊断近视。孩子如果在儿童时期诊断出近视，对以后的生活会造成很多不便，家长要及早对其进行预防。

近视的遗传概率有多大

根据眼病的调查结果分析，有近视家族史的孩子，发生近视的比率比没有近视家族史的要高些，这说明近视的发病与遗传有一定关系。但近视的发生又受后天环境因素的影响，所以，目前学者们都认为，近视属于多基因遗传，即近视的人有多个致病基因，但又有环境因素的作用。

环境因素包括照明不佳、不良的阅读和工作习惯，这使眼的调节肌肉处于持续的紧张收缩状态，进而调节能力减弱，发生近视。但同样的条件下，并不是所有的人都会发生近视，某些近视患者也并非做近距离工作，有些甚至很少阅读书报。可见，近视是遗传和环境共同作用的结果，约65%是由遗传决定的，35%是由环境所决定。

如父母有高度近视，要多注意孩子和同龄人视觉上的差异，定期带宝宝检查眼睛。

一般来说，低于300度的近视与遗传的关系不大；300~600度的近视与遗传的关系密切；高于600度的近视几乎都与遗传有关。比如高度（600度以上者）近视的男子与高度近视的女子结婚生子，子女近视的概率将在90%以上，这个概率是相当大的。

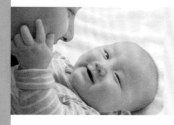

" 如果与近视基因携带者结合，子女有一半可能是高度近视，而与正常视力或中低度近视者结合，子女发生近视的概率约是1%。 **"**

为了降低遗传的可能性，准妈妈可在怀孕时多晒太阳，促进钙的吸收，这有助于胎儿视细胞和角膜的发育。还要注意摄取充足的维生素，这些维生素不仅能促进宝宝眼睛的发育，还能预防白内障的发生。

近视的孩子饮食应该注意什么

> 孩子应少食酸甜食品，因为它们会在血液中产生大量酸，影响食物中钙离子的吸收，使眼球壁弹性降低，不能保持正常眼压，容易导致近视。

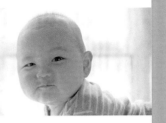

为了预防近视，孩子的食谱要多样化，注意荤素和粗细搭配，以保证他们眼睛营养的充分供给。以下几类食物是不可缺乏的：

1. 含钙食物：钙的缺乏是造成视力发育不良乃至形成近视的重要原因之一。含钙较多的食品有牛奶、豆制品、鱼、虾、动物骨髓等。

2. 含铬食物：铬元素在眼球发育中的作用是使其渗透压保持平衡，缺铬可导致晶状体变凸，致使孩子的眼屈光度增大而近视。因此，父母平时应多给孩子吃一些谷物、肉类、乳酪等食物。

除了视力下降，孩子缺锌还可表现为食欲不佳、爱咬指甲、免疫力低下、指甲有白斑、指甲周围长倒刺等。

3. 含锌食物：微量元素锌能参与眼内组织如视网膜和晶状体细胞的生化反应和代谢，在消除眼疲劳、阻止眼球伸长等方面起着积极作用，孩子合理摄入微量元素锌可预防近视。应多吃瘦肉、动物肝脏、蛋类、牡蛎、花生、核桃、苹果、豆腐皮、黄豆、木耳、白菜等。

4. 富含维生素食物：维生素A、维生素B_1、维生素B_2、维生素C、维生素D及维生素E等，都可以改善视网膜、视神经等组织的营养与代谢，增强巩膜坚韧性与睫状肌肌力。父母应多给孩子吃猪肝、鸡肝、蛋黄、鲜奶、黄瓜、胡萝卜、芒果以及鲜枣、柑橘、西红柿、石榴、草莓、葡萄、土豆、肉类、动物肝脏和乳类等食物。

5. 硬质食物：经常给孩子吃些有一定硬度的食物，通过咀嚼可增加面部肌肉包括眼肌的力量，使之具有调节晶状体的强大能力，避免近视的发生。适合孩子的硬质食物有：各种坚果、甘蓝、豆类、水果等。

6. 避免不良的饮食结构和饮食习惯：孩子如果吃得过甜会消耗体内大量的维生素B_1，降低体内的钙质，使眼球壁的弹力减弱，导致近视的发生；长期给孩子吃过于精细的食物，会造成肌体缺铬，使晶状体变凸、屈光度增加，产生近视；现在的生活水平高，吃得过软也是引起青少年近视增加的原因之一。咀嚼被誉为另类的"眼保健操"，多吃胡萝卜、黄豆、水果等耐嚼的硬质食品，增加咀嚼的机会，能预防近视的发生。

让孩子常吃粗粮，可防止铬缺乏，还可增加咀嚼的机会，有助于预防孩子近视。

7. 从中医方面来讲，可以多吃些健脾养胃和补益气血的食物，如龙眼肉、山药、胡萝卜、山芋、芋头、菠菜、小米、玉米等。同时桑葚、黑豆、红枣、核桃仁等食品也能起到养心安神明目的作用。

捏捏按按
不 近 视

按摩顺序

推坎宫50次

自眉头向眉梢

按揉睛明10~20次

目内眦旁 0.1 寸

按揉鱼腰1分钟

眉毛中

按压内劳宫100~300次

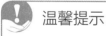
掌心，握拳中指端

温馨提示

每日早、中、晚共按摩3次，最后一下按压10秒左右，可以预防孩子近视。

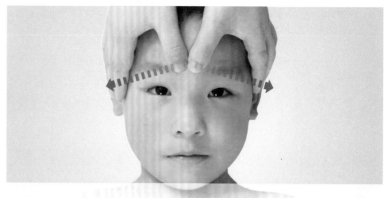

坎宫位于眉部，自眉头起沿眉向眉梢成一直线。

① 推坎宫：用双手拇指螺纹面自眉头向眉梢分推坎宫50次。

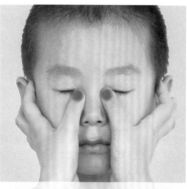

睛明位于目内眦旁0.1寸，左右各一穴。

② 按揉睛明：用拇指螺纹面按揉睛明 10~20 次。

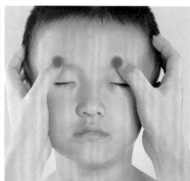

鱼腰位于额部，瞳孔直上，眉毛中。

③ 按揉鱼腰：用拇指按揉鱼腰 1 分钟。

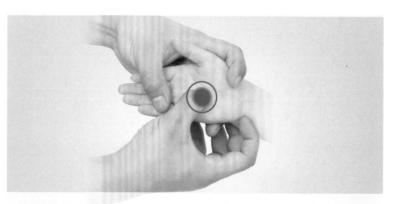

内劳宫位于掌心，握拳中指端即是。

④ 按压内劳宫：用拇指轻轻画圈按压 100~300 次。

孩子近视戴眼镜会加重度数吗

一部分家长认为孩子近视没什么了不起，随便配副眼镜给孩子戴上；还有些家长认为戴眼镜会加深度数，坚决反对给孩子配戴眼镜。其实这都是不正确的。近视度数发展与戴眼镜并没有直接关系。有了近视如果不戴眼镜会产生两种后果：一是看不清远处的目标，习惯性眯眼皱眉视物，容易造成视力疲劳，影响学习、工作和容貌；二是视物时两眼眯成一条缝，长此以往，上下眼睑压迫眼球，出现散光。因此，戴上一副合适的眼镜，既可解决视力疲劳，又可防止度数增加过快。

用双手拇指常按揉眉毛正中，可辅助治疗儿童近视。

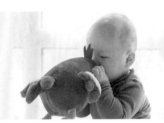

> 如果孩子已经成年，就可以通过手术治疗近视，达到理想的视力，但是手术有严格的适应证，且对其远期影响仍然存在争议，不可盲目跟风。

孩子近视能治好吗

假性近视是由于近距离用眼时间过长，引起调节紧张或调节痉挛，看远方时不能放松导致的视力下降。

孩子的近视分为真性近视和假性近视，如果患了真性近视难以恢复，如果患了假性近视可以恢复。目前真性近视还没有有效的方法逆转，父母可以通过给孩子验光配镜，或者通过做屈光手术来处理。而近视最好的治疗方法是佩戴一副合适的眼镜，孩子近视以后的重点应该放在用眼卫生和眼部保健上，防止近视继续发展，而不是急着寻求治愈的方法。

除了戴眼镜还需要注意些什么

对于孩子戴眼镜，如果近视度数超过200度，或散光超过100度，最好长期戴眼镜，这样才能较好地呵护脆弱的眼睛。配戴眼镜并不能一劳永逸地缓解近视症状，配镜后还需要细心护理，注意用眼卫生。

近视儿童戴上合适的眼镜后，如果注意用眼卫生，近视度数增长会有所减缓。但如果继续让眼睛"疲劳"作战，依旧会导致视力迅速减退，近视度数明显加深。另外还需要养成良好的用眼习惯，阅读时注意眼睛与书的距离，姿势要端正，不躺着看书或边走边看；注意阅读的照明光线要充分，但也不能在强烈的阳光下阅读、写字；不沉溺于游戏机、电脑、电视之中，以免引起视觉疲劳；作业时间不宜过长，连续阅读写字45分钟后，应休息10分钟或向远方眺望，也可做眼保健操使睫状肌得到适当休息。

口腔溃疡

口腔溃疡是口腔黏膜最容易患的疾病，其发病率在口腔疾病中仅次于龋齿和牙周病，占第三位。根据医学临床病例发现，儿童发病率比较高，多数为1~6岁幼儿。

溃疡多发生于舌部、口底、颊部、前庭沟、软硬腭、上下唇内侧等处。溃疡为圆形、椭圆形及聚集成束或不规则形，面积最大为2厘米×3厘米，最小为0.2厘米×0.2厘米。

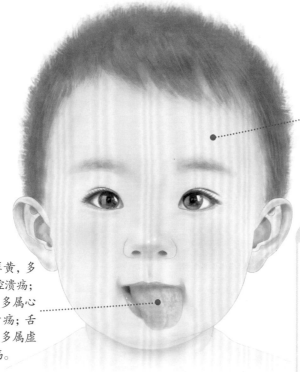

发热：伴有发热多属风热乘脾型口腔溃疡。

舌象：舌红，苔薄黄，多属风热乘脾型口腔溃疡；舌尖红，苔薄黄，多属心火上炎型口腔溃疡；舌红，苔少或花剥，多属虚火上浮型口腔溃疡。

溃疡位置：以口颊、上颚、齿龈、口角溃烂为主，多属风热乘脾型口腔溃疡；以舌上、舌边溃疡为主，多属心火上炎型口腔溃疡；口舌都有，分布比较稀疏，多属虚火上浮型口腔溃疡。

溃疡颜色：溃疡点周围发红，多属风热乘脾型口腔溃疡；溃疡呈红色多属心火上炎型口腔溃疡；周围色不红或微红，多属虚火上浮型口腔溃疡。

饮食：疼痛拒食多属风热乘脾型口腔溃疡；口干欲饮，但饮食困难，多属心火上炎型口腔溃疡；口干不渴多属虚火上浮型口腔溃疡。

排泄物：小便短赤，大便秘结，多属风热乘脾型口腔溃疡；小便短黄，多属心火上炎型口腔溃疡。

口腔溃疡忌口食物

易上火的食物：如羊肉、鸡肉、桂圆、荔枝、橘子等。

腌制和腊制食品：如咸菜、咸肉、咸鱼、腊肉、火腿等，尤其是经反复腌制或腌制时间过长的"老咸菜""老咸肉"等。

笋和笋制品：如冬笋、竹笋、毛笋、干笋等。

烟熏油炸食品：如烟熏鱼、鸡、肉和炸鸡腿、炸排骨等。

口腔溃疡食疗方

1 方 西瓜汁（8个月以上适用）

来源：民间验方

组方 西瓜 1/4 个。将西瓜瓤挖出，挤取汁液。每天数次，1 次 20 毫升左右。

功效 西瓜辛凉解表、清热消暑，适用于有发热症状的口腔溃疡孩子。

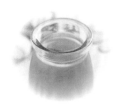

2 方 苹果汤（9个月以上适用）

来源：民间验方

组方 苹果 1 个，白糖适量。将苹果去皮、去核，洗净、切片，加水适量，煮成果水，加白糖煮沸即可。

功效 本方生津止渴、清热润肺，特别适用于心火上炎型口腔溃疡孩子。

3 方 银耳莲子羹（1岁以上适用）

来源：民间验方

组方 银耳 10~12 克，莲子（去心）7~8 粒，冰糖适量。银耳泡发洗净，莲子洗净，同入锅中，加水煮至熟烂，加冰糖，早晚食用。

功效 本方滋阴润肺、养胃生津，对虚热型体质的宝宝尤为适宜，经常食用还具有滋补作用。

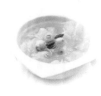

4 方 糖煮荸荠（1岁以上适用）

来源：民间验方

组方 荸荠 250 克，冰糖适量。荸荠洗净削皮，放在碗中捣碎，入锅加冰糖和适量水煮熟，饮汁食荸荠即可。

功效 本方有清热泻脾的作用，适用于脾胃积热、心火上炎引起的口腔溃疡。

5 方 二花麦冬枸杞子饮（2岁以上适用）

来源：民间验方

组方 金银花、菊花、麦冬、枸杞子各 5 克。将金银花、菊花、麦冬、枸杞子用水洗净，放入茶杯中，用热水冲泡频饮。

功效 本方清肝明目、补脾益气，有清心、清火、滋阴的功效。

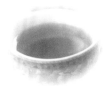

引起口腔溃疡的原因有哪些

1.创伤引起的口腔溃疡： 主要由擦伤、刺伤、细菌感染等原因造成，这种溃疡属于一次性的，相对于其他原因引起的口腔溃疡而言，比较容易治愈。一般敷用一些药物，3~4天即可好转，而且不会复发。

2.缺乏B族维生素引起的口腔溃疡： 缺乏B族维生素容易引起各种口腔炎症发生，比如口角炎、唇炎、舌炎等。

3.体质因素引起的口腔溃疡： 如果孩子平素体质就比较差，素体阴虚，虚火上浮，也比体质健康的孩子更容易发生口腔溃疡。

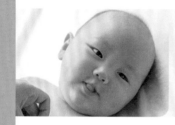

> ❝ 高热量食物或天气干燥，都容易引起热毒蕴积心脾，内热上攻，熏灼口舌而引起口腔溃疡。❞

未断奶的宝宝得了口腔溃疡怎么办

宝宝如果在哺乳时哭闹不停，这个时候妈妈要积极寻找原因，看看宝宝是否得了口腔溃疡。如果确定宝宝得了口腔溃疡，可以在宝宝的辅食中稍微增加一点富含维生素C、维生素B_2、维生素B_6、维生素B_{12}的食物，多吃水果（苹果、梨、香蕉等）和蔬菜（黄瓜、西红柿、菠菜、白菜等）。哺乳的妈妈也要注意饮食，避免吃过辣、过咸的食物，清淡饮食为主。家长们一方面通过饮食来去火，另一方面还要让宝宝多活动，或者帮宝宝揉腹部，促进胃肠蠕动，使大便通畅，避免便秘。

口腔溃疡周围色不红或微红，可以取适量吴茱萸捣碎，用醋调后敷宝宝涌泉（在足底，屈足卷趾时足心最凹陷处），临睡前固定，第二天早上去除。

适合宝宝的口腔溃疡小偏方

1. 维生素C药片1~2片压碎，撒于宝宝口腔中的溃疡面上，让宝宝闭口片刻，每天使用2次。这个方法虽然很有效，但是会引起一定的疼痛，小宝宝可能会因为不太配合而哭闹。

2. 取胡萝卜半根，洗净切片，与冰糖适量同放入锅内，加水适量，大火煮沸，转小火炖1小时，煎成1碗半的汁。每天服用1次，连服2~3天。这个方法能促进溃疡点愈合。

3. 取荸荠150克，梨2个，分别洗净。荸荠去皮拍裂；梨去皮去核，切大块。锅内注入适量水，煮沸后加入荸荠、梨块、白糖适量调味即可。这个方法可通利大小便，缓解孩子口舌生疮和口干的症状。

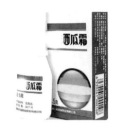

> " 宝宝舌头上长口疮时，需要供给足够营养的流质食物或软食，可口服维生素，也可以外用一些治疗口腔溃疡的药物，如锡类散、西瓜霜等。 "

怎样让宝宝保持口腔卫生

如果宝宝舌上、舌边溃疡，饮食困难，烦躁不安，可选用冰硼散或锡类散少许涂敷来缓解，每天3次。

　　宝宝的口腔日常护理非常重要，保持口腔干净，才不容易生病。对于喝母乳的宝宝，妈妈要注意乳头的卫生保健，在给宝宝喂奶前清洗双手和乳头，常用的毛巾等生活用品也要勤消毒。如果给宝宝喂奶粉，奶瓶一定要经常进行高温消毒，奶嘴也要经常换新的。家长给宝宝试奶温时，不能直接用手摸奶嘴或者裹奶嘴，以避免间接传播细菌。

　　有些宝宝喜欢吸着奶嘴睡觉，或者吃完奶之后也含着乳头玩耍，这让宝宝对奶嘴或者乳头产生强烈的依赖感，而家长认为长时间地让宝宝含着奶嘴可以让宝宝安静下来，便由着宝宝含奶嘴，但这样是不科学的。宝宝的唾液有对口腔进行消菌杀毒的作用，总是含奶嘴会限制宝宝唾液的分泌，不利于宝宝口腔内的卫生。

清洁宝宝口腔的正确方法

　　首先，准备几块纱布，大小和妈妈的手掌差不多，再准备一杯温开水，妈妈用一只手抱住宝宝，把纱布裹在另一只手的食指上，用温开水把纱布蘸湿。将裹覆纱布的食指伸入宝宝口腔内，轻轻擦拭宝宝的舌头、牙龈和口腔黏膜。对已长牙的宝宝，妈妈要水平式横向擦拭清洁乳牙。

　　另外，2岁以内的宝宝，家长在给宝宝喂完奶后，可以根据情况，给宝宝喝一点温水，让宝宝养成饮水的好习惯。宝宝在发热、上火时也要勤喝水，温水不仅能清除宝宝口腔内的奶渣，还能避免宝宝的口内细菌发酵，这是避免宝宝口臭的好办法。

　　2岁以上的宝宝可以开始教其漱口。让宝宝将温开水含在嘴中，然后鼓动双颊及唇部，用舌头在口腔内搅动，使漱口水高速反复地冲击口腔各个角落，将口腔内食物碎屑清除。做这些动作之前，爸爸妈妈最好先示范一遍，慢慢地宝宝就习惯了这个节奏，后期再帮宝宝养成主动刷牙的良好卫生习惯。

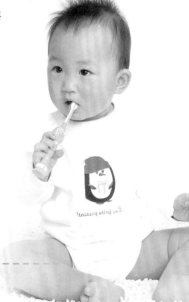

头 痛

头痛是孩子的常见症状，大多数是功能性的，所以孩子突然出现头痛时，家长不要惊慌失措。但是头痛也可能是严重疾病的信号，因此家长不能抱着"头痛脑热不是病"的心态而疏忽大意。

怎样及时发现宝宝头痛

"头好痛"，年龄大一些的孩子会向家长清楚地描述自己不舒服的地方，而对那些表达能力差的幼儿或还不会讲话的小婴儿，家长如何及时发现他们的头痛呢？一般来说，家长可以通过观察孩子的一些反应，从他们头痛的"特殊信号"来做出初步的判断：

1. 抱头，用手拍头，撕头发，搓头，脸上露出痛苦的表情。

2. 抓耳挠腮，皱眉头或高声尖叫，不敢活动头部。

3. 宝宝表现得很烦躁，一直哭闹，还可能会发脾气。

4. 食欲睡眠受到明显影响，甚至出现行为方面的偏差。

孩子头痛的原因

引起孩子头痛的原因很多，除了最常见的感冒发热，下面再介绍几种常见的原因：

1. 五官疾病：鼻炎、鼻窦炎、中耳炎、过度使用眼睛，比如长时间看书、看电视、玩游戏等。

2. 心理精神因素：孩子在学习紧张、睡眠不足的情况下容易头痛；与同学关系不好产生的心理压力也会引起头痛。

3. 外部因素：环境噪音比较大，吸入二手烟，受到强烈气味的刺激，如香水等。

4. 内部因素：头部外伤，颅内疾病，头痛性癫痫，药物引起的头痛。

这些食物要忌口

1. 任何含有咖啡因的食物或饮料。

2. 含铅、汞等重金属多的"垃圾食品"。

3. 巧克力、乳酪、油炸食物等。

4. 刚从冰箱取出的食物。

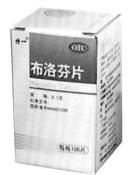

宝宝发热头痛时能吃止痛药吗

宝宝发热头痛常见的原因就是感冒，如果十分明确地认识到宝宝是由于感冒引起的发热头痛，可以在医生的指导下自购解热镇痛药，比如布洛芬等。但是服用时一定要注意剂量，不能长期随便服用。

捏捏按按
不 头 痛

按摩顺序

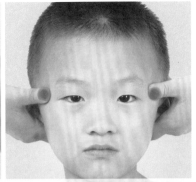

按揉印堂30~50次

按揉太阳50次

推揉眉弓50次

按揉百会100~300次，按揉四神聪各30~50次

按揉神庭100次

按揉风池5~10次

印堂在两眉头连线的中点。

1 按揉印堂：用拇指指面稍用力进行按揉30~50次。

太阳在眉梢与目外眦之间，向后约1寸的凹陷处。

2 按揉太阳：用双手拇指同时按揉50次。

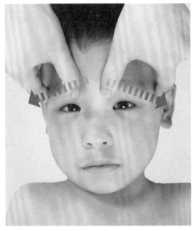

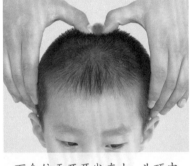

百会位于两耳尖直上，头顶中央。四神聪位于百会穴前、后、左、右各1横指处。

3 推揉眉弓：家长用拇指从孩子眉头至眉梢进行推动，推揉50次。

4 按揉百会、四神聪：用拇指指面按揉百会100~300次，四神聪各30~50次。

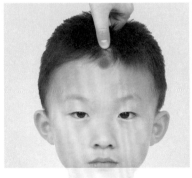

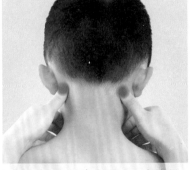

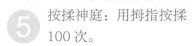

神庭位于发际正中直上0.5寸。

风池位于枕外隆凸下，胸锁乳突肌与斜方肌之间的凹陷中，左右各一穴。

5 按揉神庭：用拇指按揉100次。

6 按揉风池：双手从后面抱住孩子头部，拇指放在枕骨下，按揉5~10次。

> **!** 温馨提示
>
> 排除器质性病变引起的头痛后，家长可以掌握一些能够缓解头痛的按摩手法，这样自己在家就可以给孩子做一些辅助治疗了。

儿童多动症

儿童多动症，又称注意缺陷多动障碍，是最常见的儿童时期神经精神发育障碍性疾病，也是学龄期儿童患病率最高的慢性健康问题之一。儿童多动症起病于学龄前（通常于7岁前），主要表现为与孩子年龄不相称的活动过度、注意力缺陷、冲动任性三大主症，可伴有孩子认知障碍和学习困难，但孩子的智力其实是正常或接近正常的。

儿童多动症都有哪些症状

1. 维持注意困难、注意缺陷：听讲和做作业都不能专心，很容易受环境影响；跟他说话总是记不住，不知道在想什么，整天迷迷糊糊；总是不愿做作业，拖到不能再拖才开始，做到很晚，经常做不完；特别粗心，经常丢三落四；没有监督就不能做作业，需要反复指导；一项活动还没完成又转向另一项。

2. 过度活动、多动：手脚动作多，或常常在座位上扭动，在教室或其他需要待在座位上的情况下离开座位，在不恰当的场合跑来跑去或爬上爬下，摸这摸那，难以安静地玩耍或从事休闲活动；活动过多，常常忙碌，像有马达驱动一样动个不停。

3. 行为冲动：在课堂上常常不举手就发言，甚至在问题还没说完，答案已经冲口而出，结果常常说错；没有耐心，想要的东西就立刻要得到，很难等待；经常打断或插入别人的活动，在社会交往、学校或工作场所中带来麻烦。

4. 对孩子社会功能的影响：学习困难，缺少自尊，与家庭成员和同龄孩子关系紧张。

如何认识好动和多动症的区别

好动是孩子的天性，对于好动的孩子，家长要正确区分与多动症的区别。

	好动	多动症
注意力方面	对感兴趣的事情能聚精会神、专心致志做事情，讨厌别人干扰	玩什么都心不在焉，没有一件事可以做到专心
自控力方面	在陌生的环境里和特别的要求下能约束自己，可以静坐	根本坐不住、静不下来
行为方面	好动行为一般是有原因、有目的的	行为多具有冲动性，缺乏目的性
反应方面	思路敏捷、动作协调，没有记忆辨认的缺陷	有明显的学习力不足的表现，动作笨拙
情绪控制	能够控制自己的情绪	通常会很冲动

家长如何正确对待多动症儿童

辅助治疗孩子多动症的食疗方：去壳熟鹌鹑蛋4只，羊肝（或牛肝）100克，水发银耳50克，玉米粉10克。羊肝洗净切小块，银耳泡发切成小粒，共放锅中，加适量水，汤沸时加去壳熟鹌鹑蛋，用玉米粉勾芡，加盐调味即可食用。

作为多动症孩子的家长，首先要改变对多动症的错误认识，接受孩子被诊断为多动症这一事实，认识到孩子得了多动症和得了其他病一样，虽然表现不同，但和其他病儿一样需要关心和体贴。不能错认为孩子的不良行为是故意的，更不能因为孩子有那些不受欢迎的不良行为而过度惩罚，否则容易加重孩子的心理压力，而使他们自我控制能力更差。

对孩子要有"四心"：耐心、爱心、信心、决心。每天用半小时左右的时间进行亲子活动，如交谈、讲故事、做游戏、散步、锻炼等。对于需要药物治疗的孩子，家长应遵医嘱服药，并将服药后的情况如实地反映给医生，以便于医生根据病情实时调整药物剂量。

> 切记对于多动症儿童一定不能打骂，要以表扬和鼓励为主，全家需要一起为孩子创造良好的家庭环境，帮助孩子养成良好的生活习惯。

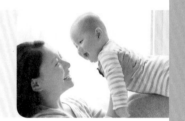

中医对儿童多动症的认识

中医认为多动症是精神、思维、情志兼病，其病机特点是脏腑功能失常，阴阳平衡失调，阴静不足而阳动有余，五脏之中，尤与心肝脾肾最为密切。多动、冲动以心肝火旺、痰火内扰为主；注意缺陷以心脾两虚、脾肾不足为多。本病病性为本虚标实，多以肝肾不足为其本，心肝火旺为其标，或可兼痰浊、痰热、瘀血。所以中医治疗儿童多动症以泻实补虚、调和脏腑、平衡阴阳为基本治则。中医的治疗手段灵活多样，除中药内服外，还有针灸、推拿、耳穴贴敷、食疗等，各具特色，如果在辨证论治的原则指导下加以运用，往往能取得较好的疗效。

多动症孩子的饮食

无论是多大年龄的孩子，摄入均衡、多样化的膳食都是一切营养的基础。粗细、荤素搭配得当，不偏食、不挑食的孩子，摄入食物的营养成分作用互补，能保证各类营养物质都被很好地吸收。多动症的孩子大脑以及神经系统的发育都依赖着健康的饮食习惯，保证多动孩子的神经发育可对孩子缓解和预防多动症起到一定效果。

多动症孩子宜多食用新鲜蔬菜和水果，保持二便通畅；宜多食富含卵磷脂和B族维生素的食物，如豆制品、发酵制品、坚果等；宜常食富含蛋白质的食物，如鸡蛋、牛奶、瘦肉等；宜多食富含DHA、锌和铁的食物，如鱼类、家禽、动物肝脏、花生、豆制品、核桃、芝麻、深色蔬菜等；不宜多食高糖高热量的食物，如蛋糕、巧克力等；避免食用颜色鲜艳的食物，这些食物往往添加了很多色素和调味剂；远离含铅食物，并且避免使用一些含铅、含铝的食具。

儿童抽动症

儿童抽动症，又称儿童抽动障碍，起病于儿童期，以不随意的突发、快速、重复、非节律性、刻板的单一或多部位肌肉运动或发声抽动为特点，是一种复杂的慢性神经精神障碍。根据时间长短及疾病特点，分为短暂性抽动障碍、慢性运动或发声抽动障碍、Tourette综合征（慢性发声性和运动性抽动障碍）。儿童抽动症的起病年龄通常在2~12岁，以5~10岁最多见，男孩的发病率明显多于女孩，男孩和女孩的比例为3:1~5:1。儿童抽动症的发病近年有增多的趋势，其临床表现具有多样性，共患疾病复杂，需要给予抽动症儿童规范和及早的诊断和治疗。

孩子总是眨眼是不是抽动症

儿童抽动症的抽动形式是一种不自主、无目的、快速、刻板的肌肉收缩，睡眠时消失。眨眼往往是家长首先发现的抽动形式，其实除了眨眼以外还有其他抽动形式，分为运动性抽动，即头面部、颈肩、躯干及四肢肌肉不自主、突发、快速收缩运动，常见表现有斜眼、吸鼻子、耸鼻子、撅嘴、舔嘴唇、张口、耸肩、摇头、斜颈、吸肚子等；发声性抽动是口鼻、咽喉及呼吸肌群的收缩，通过鼻、口腔和咽喉的气流而发生，常见形式有清嗓子、发哼声、咳嗽声、喊叫声、吐唾沫，重复语言，模仿语言、秽语等。孩子如果总是眨眼，家长需要先排除孩子近期用眼疲劳或存在结膜炎等，如果还有其他抽动表现，家长就要警惕孩子得的是抽动症。

除了儿童抽动症，孩子频繁眨眼还有可能是由先天性眼睛内翻或倒睫、眼部炎症或异物的刺激、体内营养素缺乏、眼睛疲劳等原因引起的。

中医可以治疗儿童抽动症吗

中医认为儿童抽动症病因多与先天禀赋不足、感受风邪、疾病影响、情志失调等因素有关。病位主要在肝，与肺、脾、肾、心密切相关。病性有虚有实，病理因素主要责之于"风""痰""火""虚"。中医以辨证论治和整体观念为指导思想，采用个体化治疗，治疗注重治本与治标相结合，平肝息风为基本治法，佐以健脾、滋肾、化痰、养心安神之法。虽然起效稍慢，但副作用少，且疗效维持时间长，还可结合针刺、耳穴贴压等，如此综合治疗能收到更好的效果。

每天帮孩子顺时针摩腹300次，推脊柱50次，可辅助治疗儿童抽动症。

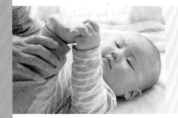

" 对于病情复杂、病情较重、病程较长的孩子，可以加用西药治疗。"

孩子确诊了抽动症，家长应该怎么办

如果孩子确诊为抽动症，作为家长应当有充分的思想准备，要有足够的信心和乐观的心态，与医生一起，共同面对现实，一起努力，让孩子早日康复。我们不仅要关注孩子的心理问题，更重要的是解决家长自己可能存在的一些"心理问题"。例如，家长带孩子来就诊时，往往带有明显的焦虑倾向，甚至怀疑孩子脑内是否有问题，担心是因自己的养育失误所致，预后是不是很差，甚至有了绝望的心情等。这些都潜移默化地、有意识无意识地影响着孩子。特别是大一点的孩子，更是比较敏感，如果过度指责孩子，反而会加重孩子的症状，甚至影响其社交能力。

每天用拇指指腹从孩子中指末节螺纹面向孩子中指指根方向直推100次，可辅助治疗儿童抽动症。

父母刻意关注和制止抽动症孩子的抽动，甚至训斥打骂抽动症孩子的坏毛病都是不可取的。因为这么做只会加重抽动症孩子的症状和增加家庭内紧张气氛，也是使症状持续存在和治疗效果不好的原因之一。

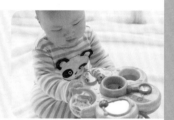

> 理性的关爱、心理的支持、适度地对抽动症状视而不见，这样可减轻病情。尽量给孩子一个宽松的家庭环境，这也是治疗的关键。

抽动症孩子如何调节饮食

活动过度和学习困难可导致抽动症儿童行为问题的发生，含咖啡因的饮料可加重抽动症状。因此应避免食用含有食物添加剂、色素、咖啡因和水杨酸等的食物，如西式快餐、烧烤食品、奶油食品、凉性食品、辛辣食品等。

膨化食品是孩子喜欢吃的零食，目前的研究尚未证明膨化食品会加重抽动症状，但却提示它是抽动症发病的危险因素。另外，反季节食品应值得注意，可能是市场上大棚反季节蔬菜水果有农药、激素的残留以及环境污染的缘故，有研究显示它也是抽动症发病的危险因素，所以，对于膨化食品和反季节食品，还是尽量少吃为好。

当然，我们在为孩子做饮食调整时，一定要循序渐进，同时不断培养孩子正确的饮食习惯。如果突然一下子剥夺孩子这么多平时爱吃的食物，他甚至宁愿有抽动症状，也不愿意放弃这么多好吃的，而且他的沮丧反而容易加重抽动症状。这一点家长们一定要注意。

性早熟

性早熟是指男孩9岁前、女孩8岁前呈现第二性征的异常性疾病。中枢性性早熟是缘于下丘脑提前增加了促性腺激素释放激素的分泌和释放量，提前激活性腺轴功能，导致性腺发育和分泌性激素，使内、外生殖器发育和第二性征呈现。

女孩表现有乳房发育，小阴唇变大，阴道黏膜细胞的雌激素依赖性改变，子宫、卵巢增大，阴毛出现，月经初潮。男孩表现为睾丸和阴茎增大，阴毛出现，肌肉发达，声音变粗。男女性均有生长加速、骨成熟加速的症状。

如何从饮食方面预防性早熟

以下常见的"高激素"食物，家长应尽量少给孩子吃：

1.家禽脖子：市场上出售的鸡、鸭绝大部分是用拌有快速生长剂的饲料喂养的，而这些"催熟剂"残余物主要集中在家禽头颈部分的腺体中，因此长期吃鸡鸭鹅的颈部，就成了"促性早熟"的高危行为。

2.反季节的水果：冬季的草莓、西瓜、葡萄、西红柿等，春末提前上市的梨、苹果、桃和橙等，几乎都是在"催熟剂"的帮助下才反季或提早成熟，因此也应避免给孩子食用。

3.油炸类食品：包括炸鸡、炸薯条和炸薯片。这些食物所含的过高热量会在孩子体内转变为多余的脂肪，引发内分泌紊乱，导致性早熟；而且食用油经反复加热使用后，高温使其氧化变性，也是引发"性早熟"的原因之一。经常吃洋快餐和油炸类膨化食品的孩子，患性早熟的概率是其他孩子的2.5倍。

4.口服营养液：市面上有很多"增高助长"的口服液，而这些口服液中有相当一部分含有激素成分，因此不能盲目在市面上给孩子购买口服补液。

5.补药：现在市面上的牛初乳品牌繁多，纷纷标榜能够提高婴幼儿免疫力，很多心疼孩子的妈妈买给孩子服用。其实，牛初乳即是刚生完牛宝宝的牛妈妈头一周的乳汁，里面的促性腺素含量极高，对于婴幼儿可能没问题，但是对于接近青春期的孩子而言，其身体较为敏感，长期大量服用容易提早进入青春期。

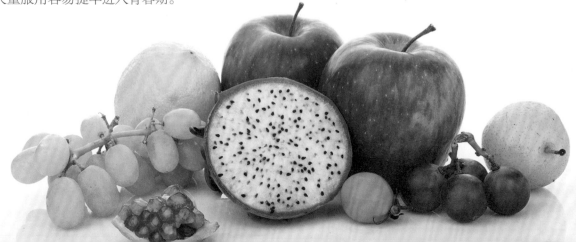

性早熟有什么危害

一旦发现孩子出现性早熟的症状，最好带孩子去医院检查性激素水平。如果孩子被确诊为性早熟，一定要尽早接受治疗。

1.影响身高：性早熟儿童由于青春期提前，体内性激素提前大量分泌，体格增长过早加速，骨骺提前闭合，生长期缩短，导致成年后身高矮小。

2.心理障碍：性早熟儿童虽然性发育提前，但心理、智力发育水平仍与同龄孩子一样，过早的性特征出现和生殖器官发育会导致孩子产生心理障碍，尤其是看到自己与周围人不同的性状特征极易引起孩子的自卑心理，这种心理很可能在其成年后都留有后遗症，严重者会影响学习。

3.性行为提前：性早熟儿童的心理发育与身体发育极不匹配，加上孩子心理年龄小、社会阅历浅、自控能力差，容易导致其性行为提前，从而引起早孕或者性疾病的传播。女孩的身体如果发育过早，没有能力处理好月经给生活带来的影响，也会给生活带来诸多的不便。

4.肿瘤征兆：有些性早熟是由于体内出现肿瘤，这些肿瘤能分泌类似性激素的物质，在肿瘤还较小时，它分泌的性激素的量已经足以引起性发育，所以有性早熟的孩子一定要及时看医生，及早进行诊治。

> 生理和心理发展的不平衡，肯定会使孩子分心，女孩过早来月经还会令其感到不安、害羞和紧张，势必会影响孩子的读书学习。

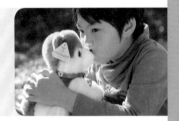

营养过剩会导致宝宝性早熟吗

营养过剩是导致孩子性早熟的主要原因之一，比如羊肉、牛肉、洋快餐、油炸食品的过多摄入，过高的热量会在孩子体内转变为多余的脂肪，引发内分泌紊乱，从而导致性早熟的发生。导致孩子性早熟的原因还有其他因素：

1.动植物中残留的激素：动物饲料添加剂中含有激素残留，这样制成的肉制品被孩子吃掉后，也会对孩子的生长发育产生严重的副作用。另外，反季节的蔬菜和水果大部分是添加了激素催熟的，常吃这样的反季节食物对孩子的身体也不好，容易导致孩子性早熟。

2.环境类激素：洗涤剂、农药及塑料工业向环境排放的物质及其分解产物可在自然界产生一系列类激素污染物，这些污染物如被孩子摄入，可引起发育异常。

3.盲目进补：一些动物性腺等内分泌腺体内含有激素物质，孩子食用后可引起血液中激素水平增高。可入药的大补类食品包括冬虫夏草、人参、桂圆干、荔枝干、黄芪、沙参等，过多食用可能会改变孩子正常的内分泌环境，从而导致性早熟。

4.保健品摄入：有些家长盲目给不爱吃饭的孩子服用可以增强食欲的保健品，但能够增加食欲的保健品常常含有激素成分，长期服用可引起孩子血液中激素水平上升，进而导致性早熟。

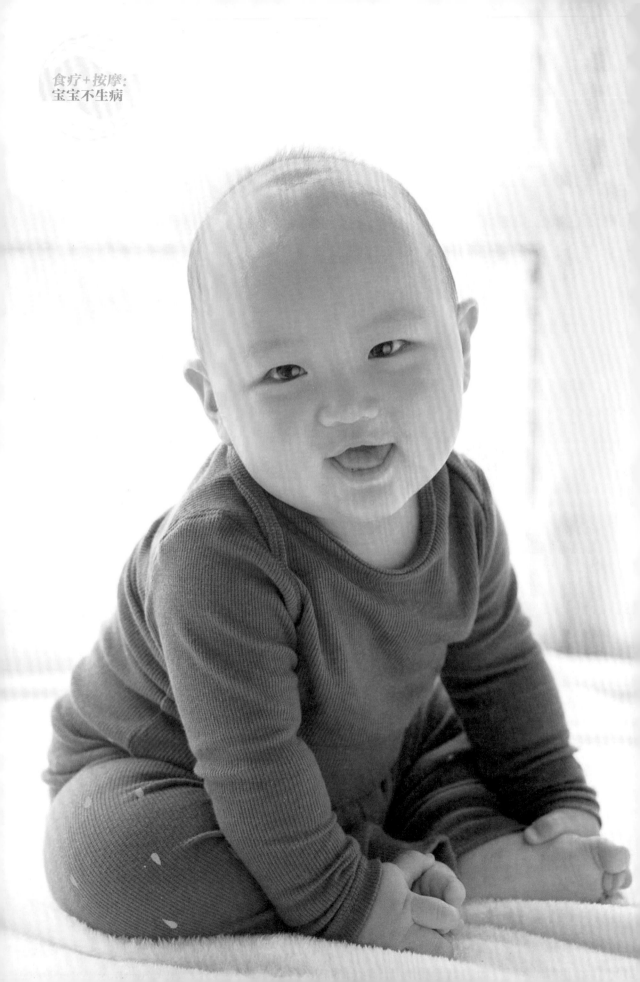

第三章

因时定养，
顺着四季养孩子

冬春季节孩子总是感冒怎么办？孩子为什么一到夏天就不爱吃饭？孩子在秋天不是便秘就是腹泻，这是怎么回事？父母经常会有这样的问题。孩子的身体还没有发育完全，对外界的变化要比成人敏感得多，所以很容易生一些季节病，父母一定要用科学的方法进行防护。

万物生长都要顺应四季的变化，养孩子也是一样的。中医也讲，四时之气与五脏相通。所以要顺着四季养孩子，根据季节变化给孩子正确的食疗和按摩，让他们越来越健康。

春　季

"春生夏长秋收冬藏"是自然界亘古不变的规律。其中，春三月是自然界推陈出新、生命萌发的季节，根据中医天人相应的理论，春天也是孩子生长的"黄金时段"。"一年之计在于春"，春季养生是四时养生之首，因此孩子的养护一定要在春天开个好头，否则会影响全年的生命活动。

多晒太阳，增强体质少生病

对于所有孩子来说，春季多接触阳光非常有益健康。首先，阳光是免费的、最有效的"补钙专家"。有的妈妈会经常这样问："医生，我们家孩子缺钙吗？"其实，这样问并不准确。我们通常说的"缺钙"实际上是指体内缺乏一种叫维生素D的物质，它是人体吸收钙的最大"功臣"，没有它发挥作用，补再多的钙都是徒劳。

那么，维生素D是从哪里来的呢？简单地说，就是靠晒太阳"晒"出来的。太阳中紫外线的照射在维生素D生成中是必不可少的过程，这下妈妈们应该知道给宝宝勤晒太阳的重要性了。

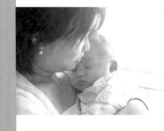

除了补充维生素D，儿童每周户外活动的时间如果达到10小时，还能有效预防近视。

> **"** 让婴幼儿多晒太阳能增强机体适应外界环境变化的能力，为预防感冒的有效方法之一。 **"**

知道了晒太阳的好处，我们还要注意晒太阳的几个细节：

1. 不能隔着玻璃晒太阳：这是因为自然阳光中的紫外线不能透过普通玻璃窗，所以晒太阳要尽量到空气清新的户外，比如公园、草地、广场等。

2. 选对晒太阳的时间：既然晒太阳有那么多好处，又是免费的，是不是可以随便晒呢？其实不然，给孩子晒太阳一定要选对时间。对于未满月的小婴儿，一般先从室内的窗下开始，时间由10分钟逐渐延长，注意不要直接被风吹。之后可以在户外晒太阳，时间由短到长，要给孩子一个适应的过程。会走路的孩子可以通过在户外玩耍来晒太阳了，时间不宜超过3个小时。晒太阳的时间一般以上午9~10点最好。

3. 穿对衣物很重要：穿衣以宽松、柔软为原则，晒太阳时不宜裹得太厚，这样既不利于紫外线的吸收，又会导致孩子出很多汗，晒完太阳要及时补水，及时擦干孩子身上的汗。

4. 有的孩子不适合：并不是所有孩子都适合晒太阳，有的孩子对紫外线过敏，晒太阳时会出现皮疹、眼睛红痒、流泪等不适，这时要避免孩子长时间接触阳光。如果孩子对花粉、柳絮等过敏，晒太阳时要做好防护措施，不要去有花丛、柳树的地方。

春季要预防传染病

春天是万物复苏、生机盎然的时节，也是传染病的多发季节。由于孩子本身免疫系统发育不完善，皮肤纹理疏松，对自然界的抵抗力比较弱，加上有的家长养护不当，因此更容易受到传染病的侵袭。这些传染病的传播途径大致相似，都可以经过呼吸道传播，有的还可以通过胃肠道以及接触孩子的分泌物、污染物传播。

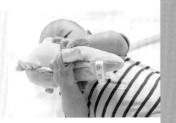

> " 春季常见的传染病有手足口病、流行性感冒、麻疹、流行性腮腺炎、水痘等。"

了解传染病的传播方式之后，妈妈们还需要做些什么才能让孩子远离传染病的困扰呢？

1.要适当地增减衣物：春季天气变化快，早晚温差大，有的妈妈天气刚回暖就给孩子脱去厚衣服，忘记了"乍暖还寒"的自然规律，这样很容易使孩子难以适应气温变化而生病。古训"春捂秋冻"还是有一定道理的。

2.饭前便后勤洗手：自从会爬后，孩子的活动范围就逐渐变大，双手接触到的物品也越来越多，这样就加大了传染病经消化道传播和接触传播的概率，因此要经常给孩子洗手，尤其是饭前便后。

3.被褥、衣物要勤洗：要经常对孩子的被褥和衣物进行清洗、暴晒，从而杀灭细菌和病毒。

4.室内经常通风：在阳光充足的时候，要经常打开门窗通风，保持室内空气清新，减少病菌停留的机会。

5.户外运动有必要：多进行一些户外运动，比如放风筝、野餐、踢球等，这样可以增强体质，提高机体的抗病能力。但是要避免去一些人员密集的公共场所，预防传染。

6.吃好、睡好很重要：合理调节饮食，多吃一些富含蛋白质、维生素、矿物质的食物，如蛋类、牛奶、新鲜蔬菜、水果等；要调整好孩子的作息时间，保证充足的、高质量的睡眠，提高抵抗力。

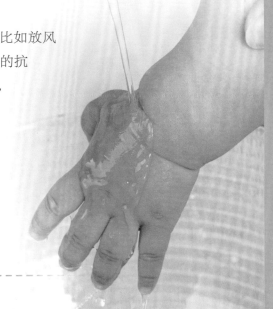

春季让过敏宝宝远离过敏

　　轻柔的春风，和煦的阳光，青青的草地，娇艳的鲜花，在春天这个生机勃勃的季节里，越来越多的家长带着孩子走出家门去享受明媚的春光。可是，对于过敏体质的孩子，春天却是让他们"很受伤"的季节。这是因为春暖花开，空气中的花粉、灰尘、螨虫和细菌随着阵阵春风到处飘扬，过敏体质的孩子最容易在此时发生过敏。

　　有的过敏原会给孩子点"颜色"看看，身上到处起红斑、皮疹、风团；有的会让孩子"涕泪横流"，出现流鼻涕、打喷嚏、鼻子痒、眼睛痒、流眼泪等症状；严重的还会诱发哮喘、喉头水肿等急症。那么，有哪些预防措施可以让孩子亲近春天，远离过敏呢？

减少接触	室内环境保持清洁，勤用湿布擦拭，勤换洗孩子用的被单、被套、枕套等用品。避免使用风扇
	避免到花草树木茂盛的地方去，尤其不要选择风大的天气出游。外出郊游时要穿长袖衣裤、鞋袜，戴口罩
	家里尽量不要喂养宠物，不要让孩子接触宠物毛发以及毛绒玩具
	对紫外线过敏的孩子不宜长时间接触阳光，如果有必要，可以涂宝宝专用的防晒护肤品
注意饮食	建议妈妈母乳喂养，这样能大幅减少过敏的产生。最好坚持母乳喂养至孩子6个月大，再添加辅食
	避免进食容易过敏的食物，如海鲜、鱼虾、螃蟹、芋头、芒果、菠萝、桃子等
	要多吃新鲜的水果和蔬菜，摄取足够的维生素和矿物质，维生素的摄取能提高机体防御能力，从而抵抗各种致病因素的侵袭
强身健体	可以通过游泳、放风筝等运动方式增进血液循环，增强皮肤抵抗力，帮助机体进入最佳状态
	养成良好的生活习惯，保证充足的睡眠，做到生活规律
常吃3种食物	红枣：红枣中含有大量抗过敏物质——环磷酸腺苷，可阻止过敏反应的发生
	金针菇：经常食用金针菇有利于排除重金属离子和代谢产生的毒素与废物，能有效地增强机体活力，加强免疫系统。金针菇菌柄中含有一种蛋白，可抑制哮喘、鼻炎、湿疹等过敏性病症
	胡萝卜：胡萝卜中的β－胡萝卜素能有效预防花粉过敏症、过敏性皮炎等过敏反应

孩子春季营养食谱推荐

1 方 五谷粥（1岁以上适用）
来源：民间验方

组方 山药50克，大米、小米、豇豆各30克，红枣5枚，原料洗净，加水煮粥，每天服用2次。

功效 本方具有平补五脏的功效，是孩子春季生长发育的理想膳食。

2 方 枸杞子炖银耳（2岁以上适用）
来源：民间验方

组方 银耳、枸杞子各25克，冰糖（或白糖）约150克，鸡蛋2个。银耳泡发，除去杂质，洗净，枸杞子洗净沥干，打蛋取蛋清。砂锅加开水煮沸后加入蛋清、冰糖搅匀，再煮沸，放入枸杞子和银耳，炖片刻即成。

功效 中医讲"肝应春气，春当养肝"，本方具有养肝补血、滋补强身的作用，同时还有增进消化液分泌、促进食欲的功效，适合孩子春季经常食用。

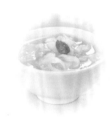

3 方 当归猪肝煲（3岁以上适用）
来源：民间验方

组方 当归10克，猪肝60克，姜片、盐各适量。将猪肝洗净切片，当归洗净，与姜片一起放入砂锅中炖至猪肝熟透，加入盐调味即成。

功效 本方具有补肝血的作用，尤其对体质虚弱、贫血、面色姜黄无光泽的孩子有食疗作用。

4 方 荠菜饺子（3岁以上适用）
来源：民间验方

组方 猪肉200克，新鲜荠菜100克，葱、姜、芝麻油、盐、老抽、饺子皮各适量。先将猪肉、荠菜、葱、姜洗净，同剁碎如泥状，再加上芝麻油、盐、老抽，搅拌调馅，包成饺子，煮熟食用。

功效 本方具有预防春季常见病的作用。荠菜是春季常见的野菜，富含蛋白质和10多种氨基酸，还含有葡萄糖、蔗糖、乳糖等成分，营养丰富，适合孩子食用。

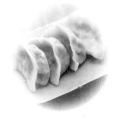

5 方 山药排骨汤（3岁以上适用）
来源：民间验方

组方 山药150克，排骨250克，姜片、枸杞子、盐各适量。山药去皮，洗净切块；排骨焯烫，捞起备用。锅内倒入适量水，加入排骨，大火烧开，10分钟后，加入山药块、姜片、枸杞子一起煮至排骨熟透，加入盐调味即可。

功效 本方有补中益气、强筋健脾之功，可补钙，增强免疫力。

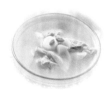

捏捏按按养阳气

按摩顺序

按揉肝俞10~30次

↓

按压太冲10~20次

↓

按揉阳陵泉30~50次

↓

按揉三阴交50~100次

↓

揉大敦50~100次

↓

掐行间5~10次

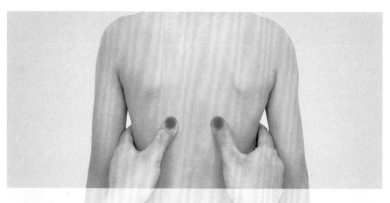

肝俞位于第9胸椎棘突下，旁开1.5寸处，左右各一穴。

 按揉肝俞：用拇指螺纹面按揉肝俞10~30次。

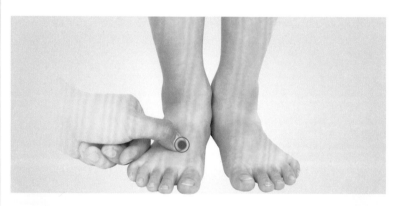

太冲位于足背部，第1、第2跖骨结合部前凹陷中。

 按压太冲：用拇指指尖慢慢垂直按压太冲10~20次。

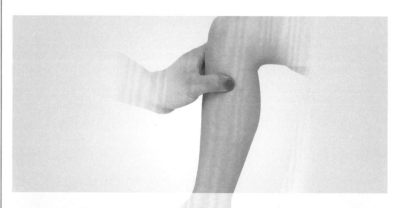

阳陵泉位于小腿外侧，腓骨头前下方凹陷处。

 按揉阳陵泉：用拇指螺纹面按揉阳陵泉30~50次。

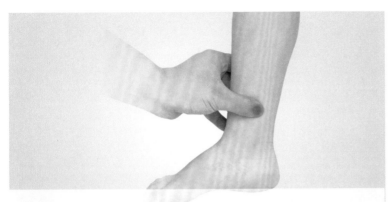

三阴交位于小腿内侧，足内踝尖上3寸，胫骨后缘处。

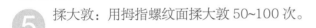 按揉三阴交：用拇指或食指指端按揉三阴交50~100次。

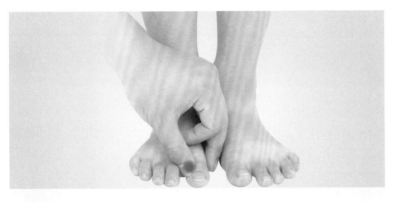

大敦位于大脚趾靠第2趾一侧的甲根边缘约2毫米处。

5 揉大敦：用拇指螺纹面揉大敦50~100次。

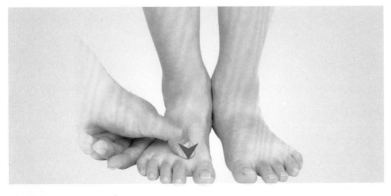

行间位于第1、第2趾间，趾蹼缘后方的赤白肉际处。

6 掐行间：用拇指指尖掐行间5~10次。

温馨提示

● 春季为肝气旺之时，肝气旺则会影响到脾，所以春季容易出现脾胃欠佳状况；如果不注意调整，可能会导致各类因肝引起的疾病。

● 中医上讲"前为阴，后为阳"，多晒后背可以补充孩子体内的阳气，唤醒在冬天里处于"沉睡"状态的机体，使之充分舒展，有利于孩子的新陈代谢和生长发育。

● 晒后背还非常有助于改善心肺功能，对于经常感冒咳嗽、体质虚弱的孩子，春天多晒晒太阳很有好处。

温馨提示

传统医学养生"四季侧重"的原则认为，春季补五脏应以养肝为先。因此在上页和本页介绍了一些春季养肝的常用手法。

夏　季

　　进入炎热的夏季，很多孩子会出现口淡无味、饮食逐渐减少的情况。虽然因为天气炎热，连成年人也会无精打采、食欲减退，但是如果你的孩子出现拒绝进食、没精神、打蔫儿、四肢萎软甚至低热的症状，一定要格外重视，因为这很有可能是"疰夏"的症状。

孩子夏天总拒食怎么办

选择山楂、绿豆等具有开胃、祛湿功效的食物来给宝宝做辅食，可预防和辅助治疗疰夏。

　　在夏季，孩子很容易出现上述的症状，去医院检查，往往还查不出什么异常，这时，妈妈们要注意了，你的孩子很可能得了"疰夏"。"疰夏"是中医特有的名称，大多由于平时体质虚弱又感受暑热之邪所致。夏季气候炎热，皮肤毛孔处于开放状态，出汗过多就会耗伤津液，正气也会随着津液耗散，所以出现上述一系列"虚"的症状。

　　夏季又是特别多雨潮湿的季节，暑湿困脾，脾胃功能不正常，会导致食欲下降、拒食的出现。"疰夏"到了秋令会逐渐好转，其病情并不严重，可是会消耗体力，也等于一场重病，有的到了冬令也未必能够完全康复。

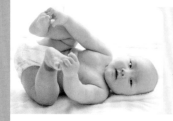

> ❝ 得过'疰夏'的孩子，若得不到好好护养，待到明年夏季，很容易继续发病。所以'疰夏'的孩子，一定要在初起之时使其早日痊愈。❞

几个妙招帮孩子远离"疰夏"

　　1.改善家里的居住条件：保持孩子的居室内通风、阴凉，必要时用空调或风扇降温；不要在炎热的天气里带孩子外出，避免孩子在阳光下暴晒而导致"疰夏"的发生。

　　2.调整饮食：对持续发热、出汗多、尿少、口渴的孩子应及时补充淡盐水，饮食应给予高热量、高蛋白质和富含维生素、钙、钾等易消化食物，如鸡蛋、牛奶、新鲜蔬菜和水果，脾胃虚弱的孩子应绝对禁食生冷瓜果等食物。父母千万不要为了给孩子降温就让他吃过多的冷饮。

　　3.提前预防：对于曾经有过"疰夏"病史的孩子，为预防第2年夏季再次发生"疰夏"，可在盛夏来临之前，将孩子的床铺移动到家里阴凉的地方，同时尽量让孩子多进行户外活动，锻炼身体，以提高对外界气候、环境变化的适应能力，但是不要在中午运动，以免中暑或者加重病情。

　　4.食疗：食疗对于夏季拒食的孩子有很大的益处，妈妈们可以选择一些药食同源之品做成药膳，能起到祛暑化湿、益气养阴、开胃消食的功效。比如，祛暑化湿的绿豆薏米粥、佩兰藿香茶、二瓜汤（冬瓜、丝瓜），益气养阴的莲子山药粥、自制酸梅汤、豆腐黄瓜羹等。

炎热酷暑"吃水"很重要

每个妈妈都知道夏天应该让孩子多喝水，这样才能及时补充机体代谢所消耗的水分。其实，除了喝水，"吃水"也非常关键。美国《健康》杂志最新载文指出，在我们每天摄入的水中，大约20%来自固体食物，就是说，通过吃也可以补水。有的食物不仅水分含量高，更含有丰富的维生素、膳食纤维等营养物质，经常食用可以说是一举多得。

食物	营养物质及作用
黄瓜	含水量96.7%。黄瓜是夏季补水的最佳食物，它还富含蛋白质、钙、磷、铁、维生素A、维生素C，中医认为具有清暑热的作用
生菜	含水量95.6%。脆嫩甘美的生菜是夏季非常健康的补水食物，并且含有极其丰富的维生素C
芹菜	含水量95.4%。芹菜的能量很低，但它包含大量的水分和膳食纤维。此外，芹菜还富含叶酸、维生素C和维生素K，用来养生和食疗都有相当大的价值
水萝卜	含水量95.3%。水萝卜非常适合春夏吃，它具有甜辣的口味、鲜艳的颜色和爽脆的质地，很适合与其他蔬菜一起拌沙拉吃，富含维生素C、B族维生素
西红柿	含水量94.5%。西红柿富含多种维生素、矿物质，尤其以铁居多，是补血的良好食物
花菜	含水量92.1%。花菜不仅含有大量的水分，还富含多种维生素，维生素C和维生素B_2的含量尤其多。中医认为它具有健脾养胃、清肺润喉等作用。最可贵的是，花菜还具有多种抗癌微量元素，被世界营养学家列入抗癌食谱中
西瓜	含水量91.5%。西瓜含有大量葡萄糖、苹果酸、果糖、精氨酸、番茄红素及丰富的维生素C等物质，是一种营养很高、食用安全的食品，被誉为"盛夏之王"
菠菜	含水量91.4%。菠菜含有丰富的叶绿素、钾、铁、膳食纤维以及有益大脑健康的叶酸，具有良好的补血作用，尤其适合虚弱、贫血的孩子食用
草莓	含水量91%。草莓富含氨基酸、果糖、蔗糖、葡萄糖、柠檬酸、苹果酸、果胶、胡萝卜素、维生素B_1、维生素B_2、烟酸及矿物质钙、镁、磷、钾、铁等，这些营养素对生长发育有很好的促进作用，对孩子很有好处
西蓝花	含水量90.7%。西蓝花中的营养成分不仅含量高，而且十分全面，主要包括蛋白质、碳水化合物、脂肪、矿物质、维生素C和胡萝卜素等。西蓝花的平均营养价值及防病作用在蔬菜中首屈一指
哈密瓜	含水量90.2%。哈密瓜不仅含糖量高，富含多种维生素和矿物质，而且含有丰富的抗氧化剂，而这种抗氧化剂能够有效增强细胞抗晒的能力，尤其适合夏天食用

蚊虫叮咬巧防治

夏季蚊虫活跃，孩子容易出汗，经常会受到它们的袭扰，加上孩子皮肤娇嫩，被蚊虫叮咬后，轻则红肿奇痒，重则感染疾病，所以妈妈们有必要掌握一些蚊虫叮咬的防治方法。

1.杜绝蚊虫的滋生：蚊虫的藏身繁衍环境必须有水，静水和阻塞不通的水槽都是蚊子繁殖的地方。因此，要清除房前屋后及室内积水，要检查家里下水道、花盆等处，不留卫生死角，不给蚊子留下生存空间，防止蚊虫的滋生。

2.物理避蚊方法：给孩子的床挂上蚊帐，为卧室安装好纱门和纱窗，每次进出时注意随手拉上。此外，也可以使用电蚊拍、灭蚊灯等安全无毒的灭蚊产品。

3.给孩子勤洗澡、勤换衣：给孩子勤洗澡、勤换衣可以去除体表分泌物的味道，保持皮肤清洁，洗澡时在水中加入适量宝宝专用花露水或宝宝专用防蚊液，能起到一定的防蚊效果，减少被蚊子"袭击"的可能。

4.巧用植物驱赶蚊虫：将残茶叶和橘子皮晒干，燃烧后产生的气味可以熏跑蚊子；某些特定花草，如夜来香、薰衣草、天竺葵，将其摆放在孩子的卧室也有一定的驱蚊作用。

5.橘红灯光有助驱蚊：在孩子卧室内安装橘红色灯泡，或用透光的橘红色玻璃纸套在灯泡上，开灯后蚊子会因惧怕橘红色光线而逃离，但光线不宜过强，否则会影响到孩子的正常睡眠。

6.巧用电子产品驱蚊：现在有些电子产品也具有驱蚊功能，下载驱蚊程序，只要打开程序，就会产生正常人无法听到的高调频率来驱蚊，比较安全和有效，不会对孩子产生副作用。

7.选择恰当的时间外出：夏季带孩子出去纳凉，最好选择在傍晚，因为这时天还没有黑，月亮还没有升起来，蚊子比较少，天黑以后蚊子活动会很频繁，可能会叮咬孩子。

8.避开水和花草：带孩子外出，尽量远离河边、湖边、花坛和草地，因为这些都是蚊虫最喜欢聚集的地方。

9.减少皮肤裸露的面积：外出时，给宝宝穿上薄薄的长袖和长裤，并涂抹些宝宝专用的驱蚊液，这样也有助于减少蚊虫的叮咬。

尽量让宝宝穿浅色的衣服，因为浅色衣服反射的光较强，对蚊子有趋避作用。

如果宝宝不小心被蚊虫叮咬了，可以涂一些肥皂水来止痒，并且要避免抓挠。

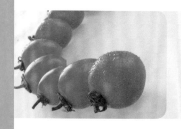

" 德国科学家发现，多吃西红柿的人不容易被蚊子叮咬，这可能是西红柿中番茄红素的作用。较大一些的宝宝可以每天给他吃1个西红柿，小宝宝则可以吃西红柿泥。"

孩子夏季营养食谱推荐

1 方 芡实莲子粥（2岁以上适用）

来源：民间验方

组方 山药、芡实、莲子、薏米、茯苓等量，大米适量。将原料洗净，山药、芡实、莲子、薏米、茯苓打粉，加入大米熬粥。

功效 本方具有益气、健脾、利湿、调理脾胃的作用，尤其适合夏季出汗过多、神疲乏力、不思饮食、经常腹泻的孩子食用。

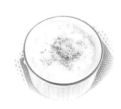

2 方 豆腐黄瓜羹（2岁以上适用）

来源：民间验方

组方 豆腐250克，黄瓜100克，苦竹叶5克，干淀粉、植物油、盐、高汤（骨头汤）各适量。豆腐切块；黄瓜洗净切片；苦竹叶洗净煎汁，加干淀粉调成糊。将黄瓜片入锅，加油略煸后，起锅入盘待用。将豆腐入锅，加油煸后，加入煸好的黄瓜及盐、高汤、苦竹叶汁糊略煮成羹即可。

功效 本方具有生津润燥、清热除烦的功效。夏天出汗多、口渴、小便黄少、容易烦躁不安的孩子可经常食用。

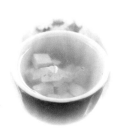

3 方 丝瓜肉片汤（2岁以上适用）

来源：民间验方

组方 丝瓜1根，猪瘦肉100克，盐、干淀粉各适量。将丝瓜去皮，切成滚刀状；猪瘦肉洗净，切薄片，用盐、干淀粉腌15分钟。锅内加入适量水，水开后放入丝瓜，沸腾后，加入肉片，待肉片煮熟后加盐调味即可。

功效 本方能清肺胃热，夏季给孩子食用能增进食欲。

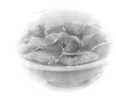

4 方 苦瓜排骨汤（2岁以上适用）

来源：民间验方

组方 苦瓜1根，黄豆30克，排骨200克，盐适量。将苦瓜去瓤，洗净，切成块；排骨洗净后焯水；黄豆提前6小时浸泡。将排骨、黄豆、苦瓜一起放入锅中，大火煮沸后，转小火煮1个小时，加盐调味即可。

功效 本方能清热消暑，健胃清肠，夏季孩子烦渴时食用最好。

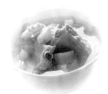

捏捏按按
能 清 热

按摩顺序

按揉阴陵泉 50~100 次

⬇

按揉百会 50~100 次

⬇

按揉印堂 30~50 次

⬇

按揉内关 100~200 次

⬇

按揉心俞 20~30 次

⬇

清心经 100~300 次

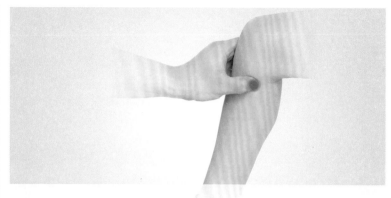

阴陵泉位于胫骨内侧髁下缘凹陷中。

① 按揉阴陵泉：用拇指螺纹面按揉阴陵泉 50~100 次。

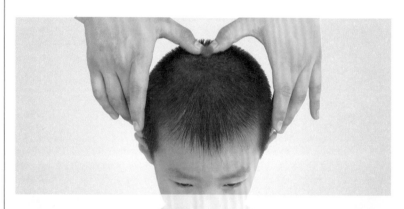

百会位于后发际正中直上7寸。

② 按揉百会：用拇指螺纹面按揉百会 50~100 次。

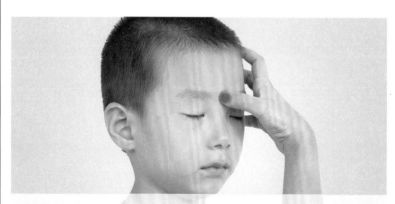

印堂位于前正中线上，两眉头连线的中点处。

③ 按揉印堂：用拇指螺纹面按揉印堂 30~50 次。

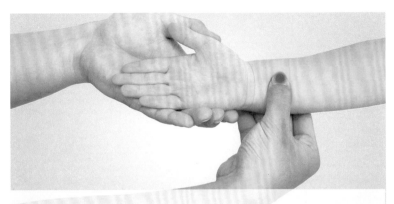

内关位于腕横纹上3横指，两条索状筋之间。

④ 按揉内关：用拇指指端或螺纹面按揉100~200次。

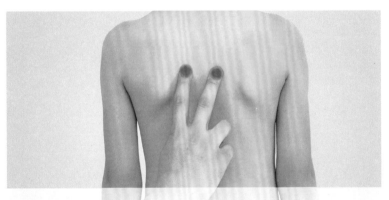

心俞位于第5胸椎棘突下，旁开1.5寸处，左右各一穴。

⑤ 按揉心俞：用食指、中指两指端按揉心俞20~30次。

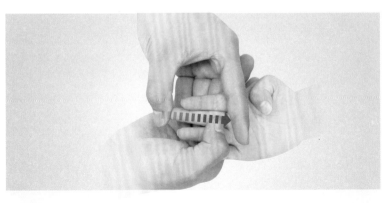

心经位于中指末节螺纹面。

⑥ 清心经：用拇指指腹从心经处向中指指根方向直推100~300次。

温馨提示

如果孩子"不幸"被蚊虫叮咬，有下列几种减轻孩子痛苦的方法。

● 止痒消炎：孩子一旦被蚊虫叮咬，应立即擦上消炎止痒的药水。如果没有药水，就用肥皂蘸水涂抹在红肿处，也可迅速止痒。

● 避免抓挠：抓挠后皮肤里的组织液、淋巴液等会渗出，会很快肿成一个包，而且会越抓越痒，不易消退，抓破伤口后容易继发感染。

● 抗感染：若蚊虫叮咬处因抓挠等原因发生局部感染、红肿，甚至有脓性分泌物时，应对感染处进行清洗，并在患处涂上红霉素软膏或莫匹罗星软膏等药物，以防细菌感染。

 温馨提示

中医说，养心季节在于夏。因此我们要顺应节气的变化，夏季在按摩时重点养心，以帮助孩子安度酷暑。

秋　季

入秋之后，秋意渐浓，气温开始下降，昼夜温差也开始拉大，由于孩子的体温调节功能尚不成熟，所以在忽冷忽热的秋季比成人更容易生病。有的家长看到自己的孩子鼻塞、打喷嚏等"着凉"症状，便急于让多穿衣、多盖被，可是孩子仍然弱不禁风。其实，在这个季节交替的时候，应适当地让孩子"冻一冻"，同时通过体育锻炼来提高孩子对低温环境的适应能力，正如老人们所言的"春捂秋冻""冻九捂四"。那么父母具体应该如何做呢？

秋季宝宝要防燥

立秋之后，"秋老虎"成为"主角"，既有夏天炎热的余威，又有秋天干燥的特点，此时主要的致病邪气是中医上讲的"温燥"；到了深秋，西风瑟瑟，秋雨凄凄，草木萧条，邪气由"温燥"转为"凉燥"。不管是"温燥"还是"凉燥"，主要的"杀手锏"就是耗伤人体的津液，加之孩子们在夏季出汗过多，体液缺乏，"燥"症就得以显露，主要表现为口干舌燥，鼻孔、皮肤、双眼干燥，干咳少痰，便秘等。

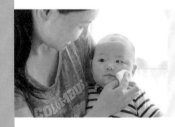

> " 孩子体内的各系统和器官发育不完善，对气候的变化更为敏感，因此更容易生病。虽然秋燥病情一般较轻，但家庭护理和调养十分重要。 "

针对孩子不同的干燥症状有哪些对策

1.鼻腔干燥、流鼻血：要多吃梨，梨为百果之宗，被医生称为"天生甘露饮"。流鼻血的孩子可以多饮荸荠汤，起到润燥凉血的作用；多吃新鲜蔬菜和水果，少吃辛辣、煎炸和热性食物，如炸鸡腿、油条、葱、姜、八角、茴香等，这些食物会助燥伤阴，加重秋燥。洗脸时，应帮助孩子用水洗一下孩子的鼻腔前部；教育孩子养成良好的卫生习惯，指导他不要用手指挖鼻孔，以免损伤鼻黏膜，引发流鼻血的状况。

孩子秋燥流鼻血时，用手指按住出血侧的鼻孔，可以快速止血。

2.嘴唇干裂：要预防嘴唇干裂，在饮食方面就要注意多吃富含B族维生素的食物，如动物肝脏、瘦肉、禽蛋、牛奶、豆制品、胡萝卜、新鲜绿色蔬菜等；给孩子涂些含维生素E等滋润成分的儿童润唇膏，鱼肝油或茶油的效果也不错；不要让孩子舔嘴唇、撕干皮，以免症状加重。

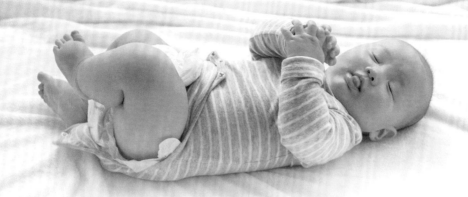

取橙子1~2个，盐适量。将橙子上部1/4处切开，放入盐，盖好，放在碗中，隔水炖5分钟，去皮，给孩子吃橙肉，可以缓解因呼吸道干燥导致的咳嗽症状。

3.喉咙干燥：补充足够的水分，最好喝温水，冷水只会使问题更严重；少接触冰凉、辛辣等刺激性的食物。有些孩子喜欢张嘴呼吸，这样会丢失更多的津液，应教他用鼻子呼吸，用鼻子呼吸是保持喉咙湿润的天然方式。话说得太多，也能伤津耗液，使人口干咽燥，因此少说话也是预防秋燥伤身的简单而又科学的方法。

4.呼吸道干燥：居室内保持一定湿度，适当补充水分，这对呼吸道有一定的滋润作用。不要在孩子面前吸烟，尤其是孩子出现咳嗽的症状时，一定要避免烟雾刺激。给予孩子可口、清淡、有营养的饮食，多吃些生梨、金橘等新鲜水果；少吃咸、酸、辣等味道较重的食物。要避免干冷空气的刺激，以免诱发剧烈咳嗽。

5.皮肤干燥：保持室内合理的湿度，可以通过使用加湿器，或是放水、晾晒衣物、养植物等方式来增加湿度，使其保持在50%~60%之间。风大时尽量不要让孩子出门，如一定要出门需帮孩子戴上帽子、薄围巾，避免孩子的皮肤长时间暴露在干燥的环境中。选用婴儿专用的润肤品滋润皮肤。孩子的衣服以纯棉最合适，柔软的面料可以让孩子减少与衣物的摩擦；特别容易干燥的部位，如脸颊、额头、臀部等宜多涂上润肤品。多吃鸡蛋黄、动物肝脏、牛奶、豆类、胡萝卜等含维生素A、维生素B的食物。

容易秋燥的孩子可以吃一些防止便秘的食物，如红薯、西梅、香蕉、酸奶等。

6.便秘：要注意补充水分，除了从一日三餐饮食中获得水分外，每天还应让孩子单独饮水1~2次，每次100毫升左右；多吃五谷杂粮以及各种水果蔬菜，因为粗粮和富含膳食纤维的蔬菜(如芹菜、白菜等)可以促进排便；也可以多吃一些含油脂比较多的食物，如黑芝麻、核桃仁、松子仁等；训练孩子定时排便，因进食后肠蠕动加快，常会出现便意，所以一般宜选择在进食后让孩子排便，建立起大便的条件反射。

" 要让孩子有一定的运动量，每日给孩子顺时针揉揉小肚子，促进胃肠蠕动，帮助排便。 "

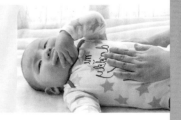

谨防秋季腹泻

刚"熬过"了炎热的夏季，孩子又被秋季腹泻缠上了。立秋之后，正是孩子秋季腹泻的多发季节。因此，年轻的父母们此时千万别忘了帮自己的孩子做好预防腹泻的准备。

秋季腹泻的主要症状

秋季腹泻又叫轮状病毒肠炎，主要表现就是呕吐和拉肚子。在病程的前1~2天，大多孩子都是以呕吐为主，有的会吐得很厉害。呕吐减轻之后就开始拉肚子，一般每天排便5~10次，严重的每天超过20次，拉出的全是稀水样便，有时呈白色米汤样或蛋花汤样，没有黏液及脓血，没有明显的腥臭味，有些没有经验的家长甚至分辨不出是大便还是尿。

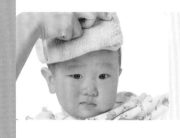

顺时针旋推双手拇指末节螺纹面100~300次，可辅助治疗孩子腹泻。

> 孩子在出现呕吐之前可能还会伴随感冒的症状，如咳嗽、流鼻涕、打喷嚏等。如果感染比较轻的话，孩子一般不会发热，感染较重的情况下，孩子会出现发热的症状。

秋季腹泻的危害

由于患秋季腹泻的孩子又吐又拉，有的还伴有高热，因此会消耗很多体液，导致身体脱水以及体内电解质紊乱，加上孩子胃肠道发育不够成熟，酶的活性比较差，往往会导致食欲下降，精神萎靡不振；部分孩子可能会出现心肌受损的情况；少数孩子会并发肠套叠、胃肠出血、脑炎、过敏性紫癜等症状；极少数孩子在秋季腹泻发生时会抽风，甚至出现休克的情况。

应对秋季腹泻的 3 种食疗方

1.炒米面：小米面1碗，红糖适量。小米面放入锅内，用小火炒至微黄，食用时将适量炒好的小米面加开水调成糊状，用红糖调味，稍凉后服下，每天2~3次。炒米面具有吸附肠腔内腐败物质的作用，所以有祛毒止泻之功效。1岁以上的孩子适用。

2.煮苹果：取苹果1个，洗净，去皮去核切成小块，加水煮沸3~5分钟，待温后食用，每天2~3次，每次30~50克。煮熟的苹果有很好的止泻作用，苹果的纤维较细，对肠道刺激小，而且苹果有吸附、收敛的作用，其热能、脂肪量均较低，符合腹泻时食疗的原则。1岁以上的孩子适用。

3.胡萝卜粥：胡萝卜500克，洗净，制成泥，再加米熬成粥状。8个月以上的孩子适用。胡萝卜含有丰富的胡萝卜素，进入人体后可转变为维生素A。而慢性腹泻者，尤其是对脂肪、糖和淀粉难以消化者，由于对脂肪的吸收受到障碍，体内维生素A的吸收就会减少。因此，给慢性腹泻婴儿食用胡萝卜粥，可弥补维生素A的不足，从而增强机体的抵抗力，促进肠道上皮细胞的修复。

孩子秋季营养食谱推荐

1 方 银莲百合羹（1岁以上适用）

来源：民间验方

组方 银耳、百合各10克，莲子（去心）15克，冰糖适量。银耳泡发，去蒂洗净，撕成小朵，与莲子、百合、冰糖一起放入锅中煲1个小时即可。

功效 本方具有滋阴润肺的作用，尤其适合进入秋季后容易口燥咽干或干咳的孩子。

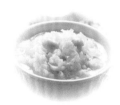

2 方 雪梨杏仁润肺汤（2岁以上适用）

来源：民间验方

组方 雪梨2个，南杏仁12克，北杏仁9克，蜜枣2枚，猪肺约200克，盐适量。将猪肺冲洗干净切块，在锅中焯透，再漂洗滤干水。雪梨去皮去核，切块。南杏仁、北杏仁去皮、去尖。锅内加入适量水，放入猪肺、雪梨、南杏仁、北杏仁、蜜枣，大火煮沸后，小火煮1~2小时，加盐调味即可。

功效 本方具有清肺热、润肺燥、止咳化痰的作用，是幼儿秋季预防咽喉炎的理想膳食。

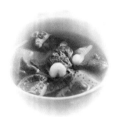

3 方 苹果蜜枣瘦肉汤（2岁以上适用）

来源：民间验方

组方 苹果2个，玉竹15克，猪瘦肉100克，蜜枣2枚，盐适量。苹果去皮、去核，洗净切片；猪瘦肉切片，焯水后与苹果、玉竹、蜜枣一起放入锅内煲1小时，加盐调味即可。

功效 本方具有养阴润肺的作用，尤其适合干咳无痰、皮肤干燥的孩子食用。

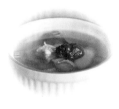

4 方 莲藕绿豆猪骨汤（3岁以上适用）

来源：民间验方

组方 莲藕500克，绿豆25克，蜜枣3枚，猪筒骨300克，生姜、葱段、盐各适量。将莲藕洗净去皮，切块。猪筒骨洗净，焯水。将莲藕、猪筒骨、绿豆、蜜枣一起放入锅中，加生姜、葱段，大火煮开后，转小火煮2小时，加盐调味即可。

功效 本方具有生津润燥、健脾和胃的作用，是一道颜色和营养搭配俱佳的秋季养生汤，适合孩子食用。

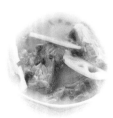

捏捏按按
能润肺

按摩顺序

按揉膻中50~100次

按揉内关100~200次

按揉乳旁、乳根
各20~50次

点揉迎香30~50次

按压大椎20~30次

按揉肺俞50~100次

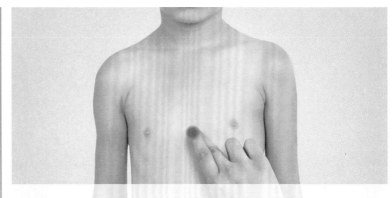

膻中位于前正中线上，两乳头连线的中点处。

① 按揉膻中：用中指指端按揉膻中50~100次。

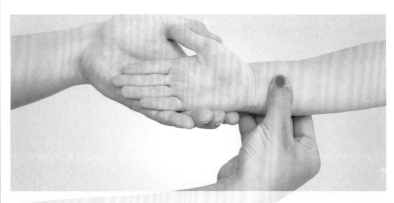

内关位于腕横纹上3横指，两条索状筋之间。

② 按揉内关：用拇指指端或螺纹面按揉内关100~200次。

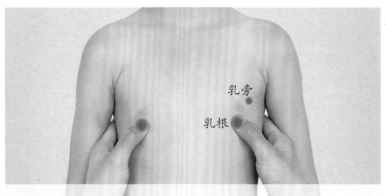

乳根位于乳下0.2寸，乳旁位于乳外旁开0.2寸。

③ 按揉乳根、乳旁：用拇指螺纹面按揉乳旁、乳根各20~50次。

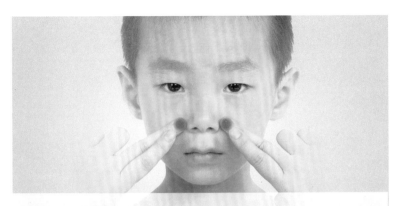

迎香位于鼻翼外缘中点旁开0.5寸，鼻唇沟中。

④ 点揉迎香：用中指指端点揉迎香30~50次。

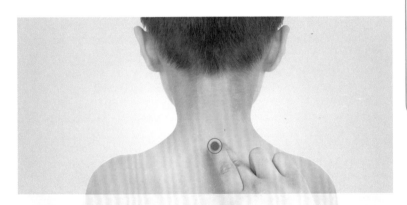

大椎位于第7颈椎棘突下凹陷中。

⑤ 按压大椎：用食指或中指指端按压大椎20~30次。

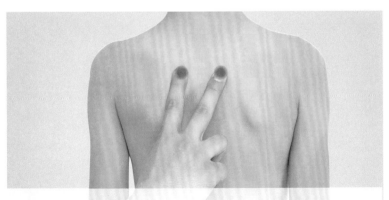

肺俞位于第3胸椎棘突下，旁开1.5寸。

⑥ 按揉肺俞：用食、中两指端按揉肺俞50~100次。

温馨提示

● 让宝宝多吃一些清热祛燥的粗粮杂豆，如麦片、黄米、玉米、绿豆、芸豆等；多吃秋季当季的蔬果，如白萝卜、绿叶蔬菜、芋头、南瓜、梨等；荤菜也尽量选食滋阴润燥的，如鸭肉、河鱼、河虾等。

● 不要让宝宝吃干燥的东西，比如油炸的薯条、薯片等。还要注意少吃生冷、油腻、辛辣刺激的食物。

● 最好吃梨、甘蔗这类生津止渴、润喉祛燥的水果。

 温馨提示

秋天天气变得凉爽干燥，此时正是孩子肺气旺的时候，由于孩子的身体器官发育不完善，他们很容易感到不适，进而影响食欲。

冬 季

冬季气候寒冷、干燥，是婴幼儿感冒的高发期，虽然感冒不是什么大病，但是发热、流鼻涕、鼻塞等症状会给孩子带来一定痛苦，有的感冒若未及时治疗很容易发生肺炎、脑炎等并发症。所以到了冬季，父母一定要从"衣、食、住、行"多方面保护自己的宝宝，让他们平安过冬。

宝宝冬季抗寒防感冒

冬季每天用中指端或掌根按揉孩子的小腹部（脐下2~3寸之间）60~100次，有温补作用。

1.足部一定要保暖：早在南宋时期，儿科名医陈文中提出的"养子十法"中就强调孩子的背腹、足部要保暖。现在的家长往往只注重给孩子增添衣帽，而忽视足部保暖。"寒从脚下起"，足部离心脏较远，供血相对要少，御寒能力差，所以容易受寒着凉，因此双足保暖很重要。首先要选择保暖性强的袜子，如棉袜和毛巾袜。其次，鞋子要常换常晒，以保持干燥，避免脚汗成为寒湿邪气入侵身体。最后，每晚睡前要坚持用温水给孩子洗脚，夜间注意不让孩子的双足露在被子外面。

2.室内保湿和通风：长期开暖气会导致空气干燥，致使孩子的鼻腔和口腔黏膜发干、充血，失去抗病能力，反而更易引起孩子感冒。如果室内外温差相差太大，孩子在骤冷骤热的环境下生活，也容易感冒。所以室温控制在18℃~22℃最为适宜，早、晚一定要各开窗通风半小时，平时在暖气旁放置一盆水，或用加湿器来保持室内湿度。此外，在日常生活中，孩子的衣着与成人一样或多一件就可以了。

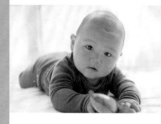

" 冬季，有的妈妈担心孩子受冻，就关起门窗，把温度调高，但是孩子往往更容易生病，这是因为室内空气不流通，病菌和病毒容易繁殖。 **"**

3.抗寒饮食巧搭配：均衡饮食是增强孩子免疫力的重要法宝，种类丰富的日常饮食包含了孩子身体所需的许多营养，无疑对提升孩子免疫力、提高耐寒抗病能力意义重大。具体饮食策略如下：

（1）补充热量：给孩子适当多吃富含脂肪、蛋白质、碳水化合物的食物，比如牛肉、猪肉、鸡肉等肉类，各种蛋类、土豆、红薯等。

（2）杂粮、粗粮调养：杂粮和粗粮往往含有丰富的微量元素和膳食纤维，能够增强免疫力，有效调节孩子的吸收和排泄。因此，在食补设计时应注重选用杂粮和粗粮调养，可选有健脾益气作用的黄豆、黑豆、豌豆、赤豆等豆类，以及玉米、小米、麦片、燕麦等粗粮。

（3）多吃瓜果蔬菜：瓜果蔬菜有助于给孩子补充多种维生素，加强孩子对肉、蛋类营养物质的消化吸收。妈妈们注意调整孩子饮食的烹饪方法，要尽量选择应季的新鲜蔬菜，如白菜、胡萝卜、菠菜、花菜、冬笋、黑木耳、香菇、蘑菇等，水果如猕猴桃、苹果、梨、橘子、香蕉等。

4.户外活动须坚持。 有研究表明，经常坚持户外活动的孩子患感冒的机会可显著低于户外活动少的孩子。这是因为：

（1）孩子到户外活动会遇到冷空气的刺激，这样可使皮肤和呼吸道黏膜受到锻炼，从而增加孩子的抗寒能力和对疾病的抵御力。

（2）孩子户外活动不仅可以呼吸到新鲜的空气，而且可以沐浴到阳光，阳光中的紫外线有助于维生素D的生成，它可以帮助人体摄取和吸收钙、磷，使孩子的骨骼长得健壮结实，对婴儿软骨病、佝偻病有预防作用。

（3）孩子到户外活动可以接触到阳光，阳光中的紫外线不仅有很强杀菌能力，还可以刺激骨髓制造红细胞，提高造血功能，从而防止贫血。

（4）晒太阳不仅可以增强孩子对疾病的免疫功能，而且能够增强孩子身体的新陈代谢能力，会让孩子的身体越来越好。

可见，冬日里进行适当的户外运动、晒晒太阳，对孩子的健康有着不可替代作用。在进行户外运动时，要注意以下几点：

（1）进行户外活动时，应该给孩子穿舒适、宽松的衣服。

（2）尽量选在晴朗无风的日子让孩子进行户外活动。

（3）出门之前，可以先把窗户打开，让孩子适应一下外面的冷空气。

（4）晒太阳尽量在背风的地方，不应直照脸部，最好背对着阳光。

（5）出去时带件小被子，防止孩子在外面睡着受凉。

> **"** 冬季寒冷，很多父母不是担心孩子着凉，就是担心紫外线使孩子变黑，于是大大减少孩子的户外活动时间，其实这是非常错误的做法。**"**

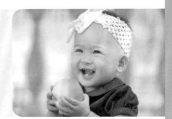

5.注意清洁讲卫生： 孩子喜欢东摸西摸，双手会染上不少病菌，如果再将手放在口中，就会增加感染疾病的机会，所以要给孩子养成讲卫生、常洗手的好习惯。另外，孩子的衣物、被褥要勤洗、勤晒，玩具、餐具也要经常清洗、消毒，以免让细菌增加感染疾病的机会。

6.鼻保健操来帮忙： 每天清晨和睡前，家长可以给孩子进行鼻部按摩。方法是用食指或拇指按揉鼻翼两侧的迎香穴，用食指和拇指捏鼻翼，用食指从鼻根至鼻翼来回揉搓，每个动作各30次，这样可促进鼻部血液流通，改变局部血液循环，从而达到通鼻窍之效，不仅对感冒引起的流鼻涕、鼻塞、打喷嚏有很好的疗效，还可以大大增强孩子的抗病、耐寒能力。

冬春季节是过敏性鼻炎的高发季节，父母可通过给孩子做鼻保健操来预防此病。

皮肤护理应对严冬

孩子们的皮肤细腻光滑，可是进入冬季，许多妈妈就开始犯愁了，为什么柔嫩的皮肤开始变得干燥、粗糙，甚至皲裂，有冻疮了呢？这是因为冬季气温低，出汗及皮脂腺分泌少，孩子的皮肤会容易变得干燥。

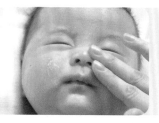

"孩子的肌肤角质层尚未发育成熟，真皮较薄，免疫系统尚未发育完备，抵抗力弱，所以在干燥、寒冷的冬季，更需要妈妈特别地呵护。"

第一要清洁

将孩子的口水、鼻涕、汗液、尿便等温和地清洗掉，保持孩子肌肤的清洁。保持清洁要注意4点：

1.冬季给孩子洗澡的次数不可太频繁，水温不可过烫，以免洗去孩子皮肤中过多的油脂，进而造成孩子皮肤干燥，一般每周洗2~3次为宜，应该注意着重清洗孩子的臀部及大腿内侧。

2.给孩子清洁皮肤时，避免使用香皂或药皂，可在浴盆中滴几滴婴儿专用沐浴液。

3.动作要轻柔，如果用力搓揉，不仅容易损伤皮肤，也容易使皮肤变得粗糙、老化。

4.冲洗干净后，用质地柔软的毛巾轻轻按压全身皮肤，吸干孩子身上的水分。

关键在保湿

保湿是对抗干燥、保持皮肤滋润的关键所在，坚持每天给孩子做适当的保湿护理，不仅可以预防孩子皮肤干燥，对孩子已经出现的其他干燥情况还可以起到改善作用。

1.每次给孩子洗过手脸后，不要怕麻烦，一定要为孩子涂上婴儿润肤露。

2.洗完澡趁孩子皮肤水分还没有散发掉，就给孩子使用宝宝专用润肤产品，给孩子的肌肤制造一层"保护膜"，以保护和补充刚刚因为洗澡而失去的皮脂。

3.做到全身润肤护理，对于比较容易干燥的地方如脚、臀部、肘、膝盖等更应留意。

4.对于嘴唇容易干裂的孩子，可以适当使用润唇膏，父母要提醒孩子别舔嘴唇。

防护很重要

日常的防护措施有助于孩子的肌肤远离干燥，接着我们就来一起学习一些防护措施。

1.保持室内合理的湿度，在室内放上一盆清水，必要时应该使用加湿器，如果生活在北方，使用暖气，则可以将湿毛巾放于暖气片上，使水分蒸发，保持室内环境的湿润。

2.孩子贴身的衣物应该尽量选择刺激性小、触摸起来柔软、吸湿性和透气性强的全棉面料。

3.及时用温暖的湿纱布轻轻擦去孩子唇部的口水、饭菜，并且及时涂上润肤品。

4.避免孩子的皮肤长时间暴露在寒冷干燥的环境中，防止干冷对皮肤产生的刺激。

5.每日补充足量的水分，多进食水果、蔬菜等，以补充多种维生素和微量元素，使皮肤得到滋养。

孩子冬季营养食谱推荐

1 **方** **鲫鱼豆腐汤**（1岁以上适用） 来源：民间验方

组方 鲫鱼300克，豆腐200克，植物油、盐、葱段、姜片、料酒各适量。鲫鱼洗净，去鳞和内脏，抹上料酒，用盐腌渍10分钟；豆腐切块备用。油锅下入鲫鱼煎制，至两面金黄加热水没过鲫鱼，再加入葱段和姜片。大火烧开，烧至汤汁变白，加入豆腐，转小火慢炖。小火炖到汤汁浓白，加少量盐，再稍炖10分钟关火即可。

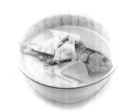

功效 本方具有益气健脾、温中开胃的作用，是一道味道鲜美，营养价值颇高的冬季养生汤。但要注意，太小的孩子只能喝汤，不能吃鱼肉，以免鱼刺卡到喉咙。

2 **方** **山药乌鸡汤**（2岁以上适用） 来源：民间验方

组方 乌鸡半只，山药300克，红枣2枚，姜片、盐各适量。乌鸡处理干净，切块，红枣洗去浮灰。山药洗净，去皮切滚刀块，泡入水中备用。锅里倒水烧开，放入乌鸡块焯水，洗去焯好的乌鸡块表面的浮沫后再放入砂锅中，加入姜片、红枣，倒入水，大火烧开后改小火煲1个小时。放入山药煮开，继续用小火煲半小时。放入盐调味即可。

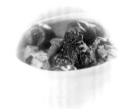

功效 本方具有补益五脏的作用，在干燥寒冷的冬天，多喝此汤可以滋润身体，增加抵抗力，尤其适合平时体质虚弱的孩子食用。

3 **方** **西红柿胡萝卜炖牛腩**（2岁以上适用） 来源：民间验方

组方 牛腩500克，西红柿2个，胡萝卜100克，洋葱、姜片、植物油、八角、盐、料酒、酱油、白糖各适量。牛腩洗净切段，下冷水锅里煮开捞出洗净。西红柿洗净切块，洋葱切块，胡萝卜切滚刀块备用。油锅烧热，放入西红柿块，炒出红汤，加入洋葱块煸炒均匀。下入焯好的牛腩块、姜片、八角翻炒均匀，烹入料酒，加入酱油和白糖继续煸炒。加入开水，没过牛腩，倒入汤锅烧开，转小火焖1个小时，再加入胡萝卜块和盐，继续焖30分钟即可。

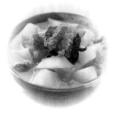

功效 本方具有强筋健骨、滋补养身的作用，可以增加热量来御寒，提高宝宝抵抗力，是一道营养丰富、味道鲜美的冬季汤品。

捏捏按按能滋补

按摩顺序

按揉肾俞 10~30 次

↓

按揉足三里 30~50 次

↓

按揉三阴交 100~200 次

↓

揉丹田 100~300 次

↓

按揉涌泉 30~50 次

↓

捏脊 10 次

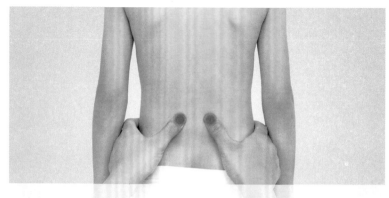

肾俞位于第 2 腰椎棘突下, 旁开 1.5 寸处。

1 按揉肾俞: 用拇指螺纹面按揉肾俞 10~30 次。

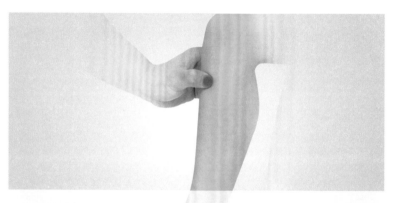

足三里位于外膝眼下 3 寸, 胫骨前嵴外 1 横指处。

2 按揉足三里: 用拇指螺纹面按揉足三里 30~50 次。

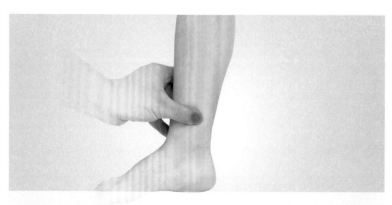

三阴交位于小腿内侧, 足内踝上 3 寸, 胫骨后缘处。

3 按揉三阴交: 用拇指或食指指端按揉三阴交 100~200 次。

⚠ 温馨提示

冬天人体新陈代谢水平相对较低, 需要依靠肾来发挥作用, 以保证生命活动能够适应自然界的变化。肾脏功能正常, 就可以调节机体以适应严冬的变化, 否则, 将会导致新陈代谢失调而生病。

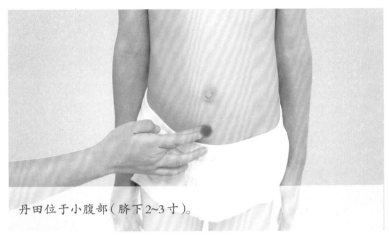

丹田位于小腹部（脐下2~3寸）。

4 揉丹田：用中指指端或掌根揉丹田100~300次。

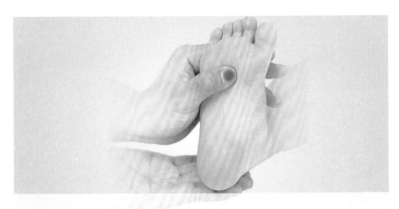

涌泉位于足掌心前1/3与后2/3交界处。

5 按揉涌泉：用拇指螺纹面按揉涌泉30~50次。

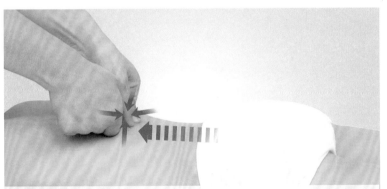

捏脊的穴位指"夹脊穴"，位于腰背部，第1胸椎至第5腰椎棘突下两侧，后正中线旁0.5寸。

6 捏脊：从第1胸椎至尾椎，由下往上捏10次。

 温馨提示

● "少食咸，多食苦"，冬季应该让宝宝少吃咸的食物，以防肾阴过旺；多吃些苦味的食物，以补益心脏，增强肾脏功能，如橘子、猪肝、羊肝、芥菜、莴苣等。

● 冬季宝宝的饮食切忌黏硬、生冷，因为这类食物会使脾胃受损。因此，冬季应该给宝宝吃温热松软的食物。

● 黑芝麻、黑豆等黑色食物能够养肾。所以，冬天的饮食中可以多一些黑芝麻、黑豆、黑米、黑枣、黑木耳、乌鸡、香菇等黑色食物，帮助宝宝保持强健的体魄。

附录 小儿推拿常用穴位

头面颈项部穴位

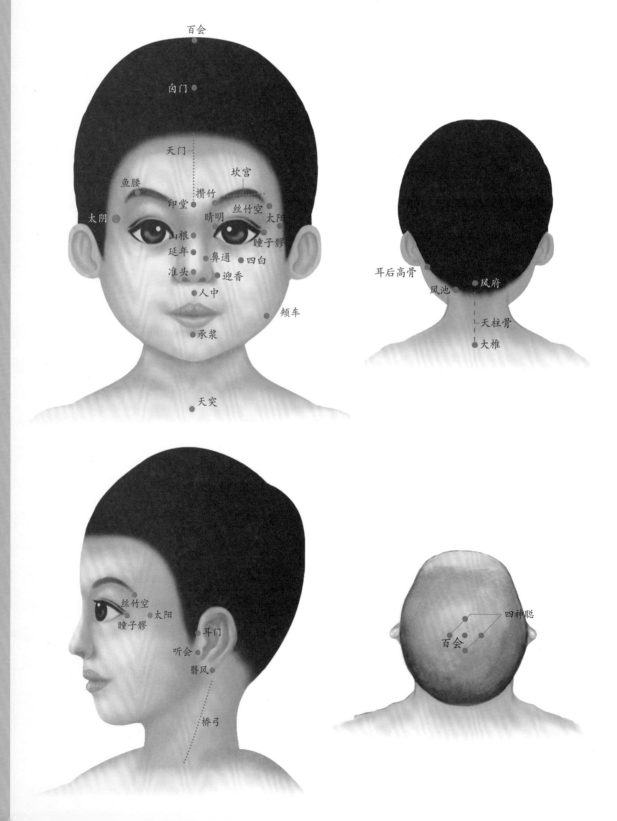

胸腹部穴位

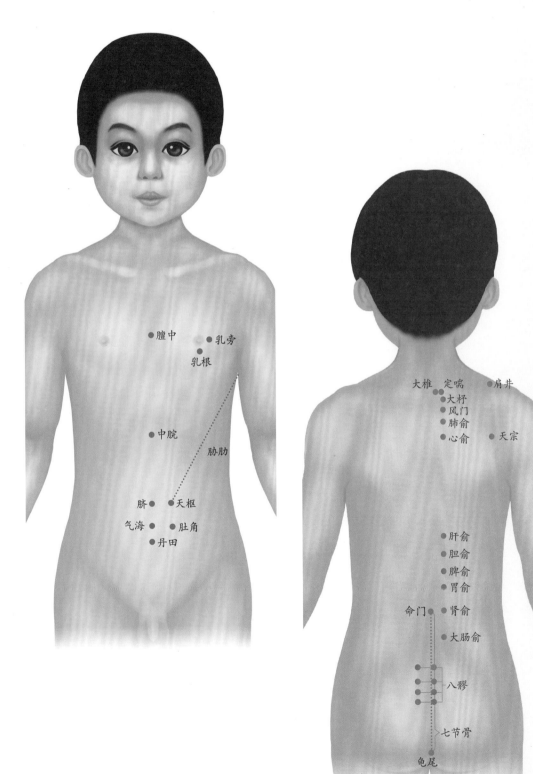

●膻中　●乳旁
●乳根

●中脘

肋肋

脐●　●天枢
气海●　●肚角
●丹田

大椎　定喘　●肩井
●大杼
●风门
●肺俞
●心俞　●天宗

●肝俞
●胆俞
●脾俞
●胃俞
命门●　●肾俞

●大肠俞

八髎

七节骨

龟尾

上肢部穴位

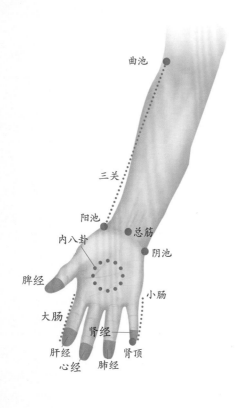

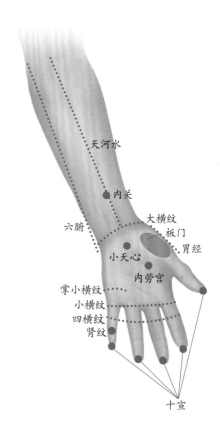

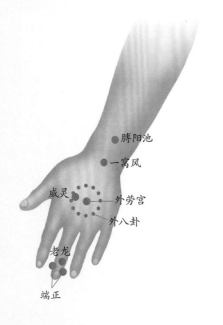

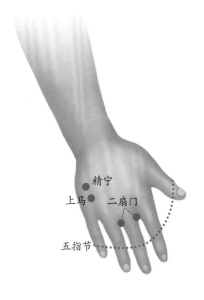

下肢部穴位

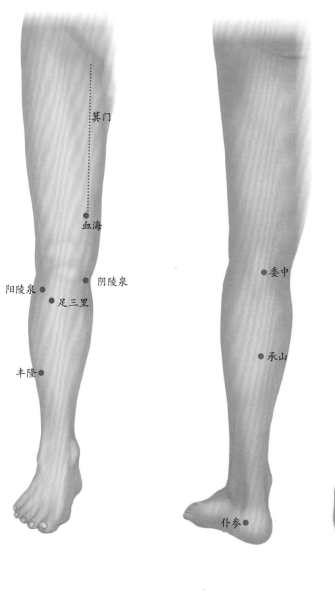

箕门

血海

阳陵泉　阴陵泉

足三里

丰隆

委中

承山

仆参

涌泉

图书在版编目 (CIP) 数据

食疗＋按摩：宝宝不生病 / 韩新民主编 . -- 南京：江苏凤凰科学技术出版社，2016.4（2017.2重印）

（汉竹·亲亲乐读系列）

ISBN 978-7-5537-6031-5

Ⅰ . ①食… Ⅱ . ①韩… Ⅲ . ①小儿疾病－常见病－食物疗法②小儿疾病－常见病－按摩疗法（中医）Ⅳ . ① R247.1 ② R244.1

中国版本图书馆 CIP 数据核字 (2016) 第 016923 号

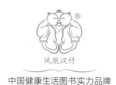

凤凰汉竹

中国健康生活图书实力品牌

食疗＋按摩：宝宝不生病

主　　　编	韩新民	
编　　著	汉竹	
责 任 编 辑	刘玉锋　张晓凤	
特 邀 编 辑	钱婷婷　赵颖	
责 任 校 对	郝慧华	
责 任 监 制	曹叶平　方晨	

出 版 发 行	凤凰出版传媒股份有限公司
	江苏凤凰科学技术出版社
出版社地址	南京市湖南路 1 号 A 楼，邮编：210009
出版社网址	http://www.pspress.cn
经　　销	凤凰出版传媒股份有限公司
印　　刷	南京精艺印刷有限公司

开　　本	787 mm × 1092 mm　1/16
印　　张	11
字　　数	150 000
版　　次	2016 年 4 月第 1 版
印　　次	2017 年 2 月第 2 次印刷

标 准 书 号	ISBN 978-7-5537-6031-5
定　　价	34.80 元

图书如有印装质量问题，可向我社出版科调换。